QUE SAI

Le métier d'infirmière en France

Du métier d'infirmière à l'exercice professionnel des soins infirmiers

CATHERINE DUBOYS FRESNEY
Infirmière générale
DEA de psychologie sociale

GEORGETTE PERRIN
Infirmière générale
Maîtrise en sciences sociales

Sixième édition mise à jour

18e mille

ISBN 978-2-13-057885-7

Dépôt légal — 1re édition : 1996
6e édition mise à jour : 2009, novembre

6, avenue Reille, 75014 Paris

INTRODUCTION

L'histoire des infirmières[1] est une histoire faite par elles-mêmes au rythme de l'évolution des besoins et de la demande sociale ; elle n'est pas une histoire subie. Des augustines de l'Hôtel-Dieu du XIIIe siècle à l'infirmière du XXIe siècle, « les bons soins » se sont transformés en une véritable discipline.

Au cours du temps, grâce à la compétence, l'efficacité, la pugnacité, la conviction et la force de persuasion de nombreuses femmes soignantes, les soins infirmiers ont suivi une évolution constante à la fois lente et rapide. Ces trente dernières années, et plus particulièrement au cours des deux dernières décennies, la professionnalisation s'est affirmée, sous la pression des professionnels et la reconnaissance par le législateur à travers les textes qui réglementent l'exercice infirmier.

Ce livre a l'ambition de démontrer l'évolution de la fonction infirmière, de « piqueuse » à acteur de santé. Les différents chapitres, à travers des passages historiques, présentent l'évolution de la fonction infirmière allant de la soumission à la prise de décision, de la vocation à la mission sociale. Il se propose également de présenter la situation actuelle de la fonction et de la profession et d'esquisser quelques ouvertures vers une réelle profession responsable et autonome.

L'évolution ne s'improvise pas, elle ne peut se construire qu'avec les matériaux du passé. Les pratiques résultent toutes de l'action exercée par une génération sur la génération suivante. Ainsi, l'histoire de la fonction infirmière peut se démontrer au fil du temps et s'inscrire dans l'histoire des hommes.

1. Lire partout : infirmier, infirmière.

Les auteurs ont ici repris les travaux de recherche de grands professionnels infirmiers contemporains : Marie-France Collière, Geneviève Charles, Catherine Mordacq, René Magnon ont écrit l'histoire des infirmières à travers les âges.

Le sens des soins infirmiers est le point d'ancrage et la raison d'être du métier d'infirmière. Auparavant, l'infirmière auxiliaire médicale pouvait réaliser certains actes médicaux alors qu'aujourd'hui en France, les soins infirmiers sont très précisément réglementés. La loi du 31 mai 1978 confère à l'infirmière un rôle propre et définit sa fonction dans le domaine des soins infirmiers.

Cette évolution amène à définir le cadre de référence afin de repenser la conception des soins infirmiers. Cette conception de soins sous-tend un consensus autour des valeurs humanistes. De plus en plus la société demande, attend et exige des soins de qualité. Au cours du temps, la demande évolue, et actuellement s'oriente vers des soins de haute technicité avec un besoin essentiel de relation humaine.

L'infirmière est pivot dans l'équipe soignante et coordonne les interventions des acteurs de soins. La présence historique au côté du médecin a fait place à une présence active, en participant à la décision, et garantit au patient une prise en charge globale. Les professionnels en soins infirmiers ont construit leur profession et leur identité professionnelle. Ils ne devraient plus être à la recherche d'une identité mais à l'affirmation de leur autonomie. L'enseignement, la formation professionnelle et l'expérience édifient un savoir infirmier, base de la culture professionnelle qui se transmet aux pairs.

La profession infirmière va vers une réelle reconnaissance sociale. Cette profession qui évolue en corrélation avec l'environnement social se doit de transmettre une culture et un savoir professionnel. La pratique quotidienne est aussi un des moyens de transmission des savoirs.

Dans le cadre de la Santé publique, les infirmières sont appelées, de par leur compétence professionnelle, à participer à différentes instances consultatives et de décision, se retrouvant ainsi acteurs au sein du système de santé.

Les infirmières ont fait du métier de soigner une véritable profession, « Ensemble des personnes qui exercent le même métier : réunion de leurs intérêts communs » (*Larousse illustré,* 2000).

La profession peut se distinguer du métier par un certain prestige dû à son caractère intellectuel et par la position sociale de ceux qui l'exercent, précise *Le Petit Robert* (1973).

Maintenant, la profession doit impérativement saisir un certain nombre d'opportunités qui se présentent pour trouver sa place dans la société et s'affirmer en tant que telle.

Préambule

ÉMERGENCE DE LA PROFESSION INFIRMIÈRE

I. – L'histoire de la fonction : féminité, soumission, bénévolat

– *Les augustines de l'Hôtel-Dieu*
– *La laïcisation avec la Révolution*

La fonction de soigner est étroitement liée à l'histoire de l'homme, de ses besoins de vie et de santé, de son environnement et de l'évolution des sciences et des techniques. L'acte de soins depuis l'origine des temps est un acte de vie et toute personne qui aide une autre personne à conserver la vie lui apporte des soins. « La souffrance physique est aussi vieille que le monde, le désir d'y porter remède est aussi ancien que la douleur. »[1]

Marie-Françoise Collière, dans son livre *Promouvoir la vie*[2], donne deux origines à l'action de soigner. La première est d' « assurer la continuité de la vie du groupe et de l'espèce ». C'est un ensemble d'actes quotidiens et d'habitudes de vie et de soins du corps. Ces soins relèvent de la compétence de la femme. La deuxième représente les soins réclamant une force physique ou l'utilisation d'outils d'incision ou de suture. Ces soins seront le fait des hommes. On retrouve alors des « corps d'infirmiers attachés aux armées, qu'ils soient esclaves dans les lé-

1. R. Dumesnil, F. Bonnet-Roy, *Les médecins célèbres*, Paris, Éditions d'art Lucien Mazenod, 1947, p. 7.
2. M.-F. Collière, *Promouvoir la vie*, Paris, InterÉditions, 1982, p. 24.

gions romaines, ou plus tard au sein d'ordres guerriers hospitaliers comme les chevaliers de Saint-Jean de Jérusalem, les chevaliers de l'Ordre teutonique, les Templiers, les chevaliers de l'Ordre de Malte et, plus tard, dans les infirmeries de campagnes militaires »[1].

Dans les sociétés occidentales, les soins sont confiés aux ordres religieux féminins qui œuvrent et qui sont hébergés dans des lieux ouverts aux nécessiteux. « Hôtel-Dieu, Maison-Dieu, c'est le nom que l'on donnait dans l'ancienne France aux maisons où l'on soignait pour l'amour de Dieu. »[2]

Par charité et pour le rachat des âmes, l'Église a créé les Hôtels-Dieu. Il semble que le plus ancien hôpital de France soit l'Hôtel-Dieu de Lyon, fondé en 540 par Childebert, fils de Clovis, et l'Hôtel-Dieu de Paris vers 651, sur les conseils de saint Landry[3].

Culturellement les soins d'entretien de la vie, de confort et de qualité de l'environnement font partie de l'activité des femmes : « L'origine des infirmières la plus clairement identifiable en tant que groupe social dans les pays d'Occident est celle des ordres religieux, liée à l'histoire du christianisme »... « la vie est sacrée, il faut secourir l'homme pour l'amour de Dieu. »[4]

Le premier ordre religieux exclusivement soignant semble être les augustines de l'Hôtel-Dieu[5] – Au Moyen Âge, les grandes villes possédaient des édifices hospitaliers avec un bâtiment pour les malades et un autre pour les religieux. Certains établissements avaient des affecta-

1. *Ibid.*
2. C. Terrasse, *Les vieux hôpitaux français,* Lyon, Laboratoires Ciba, 1945, p. 3.
3. G. Charles, *L'infirmière en France d'hier à aujourd'hui,* Paris, Le Centurion, 1979, p. 23.
4. C. Mordacq, *Pourquoi des infirmières ?,* Paris, Le Centurion, 1972, p. 10.
5. M.-F. Collière, *op. cit.,* p. 59.

tions spéciales : l'hôpital des Quinze-Vingts fondé par saint Louis à Paris vers 1260 était un lieu d'hébergement pour les Parisiens privés de la vue[1], l'hôpital de la Charité à Paris était, lui, réservé aux pestiférés. Il y avait également des hospices sur les routes de pèlerinage pour abriter pèlerins et voyageurs.

Dans les hôtelleries des grands monastères des infirmeries sont également organisées. Toujours dans cette période du Moyen Âge, en temps d'épidémie, on reléguait les malades dans les lazarets, lieux de soins. Les léproseries ou maladreries avaient une orientation très spécifique, il s'agissait surtout de lieux écartés du monde.

La fonction soignante est repérée et organisée dans la société au cours de l'histoire, en premier avec le développement du christianisme, où l'esprit religieux confond souvent soutien spirituel et soins corporels.

La fonction existe également avec l'apparition du mot « infirmier, enfermier » (1398), dérivé de l'enfermerie (1288). L'adjectif « infirme » était apparu lui vers 1247 (en latin, *infirmus* : faible, qui manque de force, qui est atteint d'infirmité, impotent, invalide et mutilé, *Le Petit Robert,* 1978).

« *Enfermière* ou *infirmière* apparaît dans les statuts des maisons féminines des ordres nés des croisades, pour désigner la moniale chargée de soigner ses consœurs malades. L'appellation est devenue courante dès la fin du XVe et le début du XVIe siècle pour désigner la sœur infirmière, le moine infirmier » (source : *Trésor de la langue française. Dictionnaire de la langue des XIXe et XXe siècles,* 1789-1983, t. 10, Paris, CNRS, 1983[2]).

On constate que le mot infirmier se féminise dans le langage populaire avec les ordres religieux féminins.

1. D. Cailleaux, A. M. de Brem, *Les Quinze-Vingts, archives patrimoine,* Paris, Grafic Communication, 1989, p. 5.

2. R. Magnon, G. Dechanoz (sous la dir. de), *Dictionnaire des soins infirmiers,* Lyon, AMIEC, 1995, p. 100.

Mais l'acte de charité ne suffit plus, les soins requièrent des compétences et une forme d'organisation. Saint Vincent de Paul en 1633 crée la compagnie des Filles de la Charité, dites « Sœurs de Saint-Vincent-de-Paul ». Elles sont recrutées à partir de critères d'ordre moral : « Jeunes filles de moins de 28 ans, jouissant d'une réputation irréprochable et d'une santé robuste, issues d'une famille respectable et n'ayant jamais occupé un emploi servile. »[1] Ces femmes vont consacrer leur vie à donner des soins aux indigents.

Déjà la reconnaissance du groupe professionnel des soignants passe par l'identité sociale. Les soins sont assimilés à la charité pour l'amour de Dieu, charité vers le plus humble, le plus démuni. Cette représentation en tant qu'image réduit la fonction infirmière du fait de la signification des termes utilisés évoquant la faiblesse, la négation, la douleur, l'indigence.

L'acte de soigner est totalement bénévole ; il procède, pourrait-on dire, de la rédemption. Marie-Françoise Collière rappelle que, dans l'histoire des femmes, la femme qui aide ne peut être rémunérée en argent : les soins sont inscrits dans un système d'échanges, le remerciement se fait en nature ; l'infirmière est prise en charge par la structure de soins qui l'emploie car le soin n'a pas de valeur économique, c'est une valeur culturelle. Cette notion va persister longtemps et plus particulièrement dans la reconnaissance de la fonction infirmière qui est classée bénévole à partir d'une vocation. Cette image a persisté jusqu'à un passé récent et perdure peut-être encore avec nostalgie pour certains.

Les augustines de l'Hôtel-Dieu à Paris au XIIIe siècle sont les modèles de congrégations religieuses hospitalières : leurs règles influencent la conception de la pratique soignante. Le modèle des Filles de la Charité de Saint-

1. C. Mordacq, *op. cit.*, p. 12.

Vincent-de-Paul, plus tard, s'appuie également sur une organisation plus hospitalière, mais avec une formation.

À l'origine, l'objectif primordial de l'hôpital était le contrôle social. La création de l'Hôpital général à Paris en 1656 permettait de regrouper les sans-emploi, mendiants et pauvres de la capitale. La fonction contrôle de la déviance et de l'exclusion devient secondaire avec l'apparition de la fonction soin dans la deuxième partie du XIXe siècle. Ce siècle, entre inventions et découvertes, verra une véritable révolution médicale affirmée par Claude Bernard et la physiologie moderne, Pasteur et la microbiologie.

La Révolution française de 1789 modifie les statuts des hôpitaux. – « 1789, sous l'idéal révolutionnaire, vit naître l'hôpital laïc et nationalisé. » C'est seulement la loi du 7 août 1851 qui donne à l'hôpital la personnalité morale. L'hôpital est une entité juridique autonome. Toutefois il demeure centre d'hébergement à l'usage exclusif des indigents[1]. Le personnel infirmier laïc fait timidement son apparition. Les religieuses sont une force de travail peu onéreuse et tiennent une place importante dans les hôpitaux. C'est la séparation de l'Église et de l'État qui précipite le départ des religieuses dans les grandes villes : Paris, Marseille, Lyon.

Les administrations recrutent intensivement parmi les catégories sociales sans emploi et sans instruction. Elles prennent en charge totalement « la nouvelle recrue », « habillée, logée, blanchie par l'hôpital avec un salaire de misère pour des heures de travail longues et épuisantes ; et le célibat est imposé... » « l'infirmière n'a aucune vie personnelle et de détente. Tout est organisé autour du travail »[2]. À

1. *Fédération hospitalière de France. 140 ans de lois hospitalières,* Paris, Heral, 1991, p. 4.

2. Groupe de recherche interprofessionnel sur la profession de l'infirmière (GRIPI), *L'identité professionnelle de l'infirmière,* Paris, Le Centurion, 1986, p. 16.

cette époque, Il n'y a pas de législation pour la femme au travail ; dans la société son rôle reconnu est au foyer ou en religion.

Les conditions faites à ces personnels ne favorisent pas le relèvement du niveau de recrutement, la carence de l'instruction primaire surtout chez les femmes situe la profession de soignante dans le bas de l'échelle des salaires. Les infirmières recevaient en moyenne 120 F par an en 1816, alors que les augustines hospitalières avaient 249 F d'indemnités. En 1845, « les gages » s'élèvent toujours à 120 F par an au recrutement, ils suivent une augmentation proportionnelle à l'ancienneté, jusqu'à 180 F après quinze ans. Déjà l'intention est de favoriser la fidélité à l'emploi. En 1861, apparaît dans la rémunération la notion de compétence et la récompense du mérite. Il y a deux classes : en fonction des connaissances exigées à l'entrée, les salaires vont de 150 F à 250 F et de 180 F à 300 F. Une prime spéciale peut récompenser les « services hors ligne » et les « dévouements exceptionnels »[1].

II. – L'ébauche du métier : apprentissage, réglementation

- *Les Filles de la Charité de Saint-Vincent-de-Paul, 1633*
- *L'enseignement en école, 1878*
- *Le brevet de capacité professionnelle, 1922*
- *Le Conseil de perfectionnement des écoles d'infirmières, 1922*
- *Le Bureau central infirmier, 1925*

L'exercice exclusif du métier de soigner a très vite fait émerger la nécessité de conseils aux soignants, d'apprentissage et de formation spécifique et organisée.

1. J. Guillermand, *Histoire des infirmières,* Paris, France Sélection, 1988, t. 1, p. 288.

Les fonctions des sœurs hospitalières étaient précises et comprenaient l'accueil des malades et leur alimentation, la propreté des salles. Elles devaient exécuter les prescriptions et les conseils donnés par les médecins[1].

Saint Vincent de Paul crée un ordre non religieux, les Filles de la Charité. – Les Dames de Charité de Saint-Vincent-de-Paul sont des mécènes dont les offrandes permettent de secourir des pauvres. Elles disposent d'auxiliaires, les Filles de la Charité, qui constituent la compagnie des soignantes.

Saint Vincent de Paul, le premier, a pensé à préparer ces filles sans instruction, et c'est l'ébauche de la formation professionnelle. Il a transmis cette préparation « au cours des différentes conférences qu'il prononça ou qu'il écrivit sous forme de règles visant à former leur esprit, à les initier aux différents aspects de leur travail en précisant les attitudes et les attentions qu'elles devaient avoir à l'égard des malades, des médecins, des Dames de la paroisse et des administrateurs »[2]. Précurseur des soins infirmiers, saint Vincent de Paul prépare des professionnelles compétentes et soumises par l'obéissance. La soumission est envers le corps médical, certes, mais également envers les administrateurs qui les hébergent et les nourrissent et les Dames de charité pour leur générosité.

Pour la première fois, la nécessité de donner une formation aux soignantes se traduit dans les faits. Médecins et administrateurs, par la suite, incitent les congrégations religieuses à suivre ce premier modèle.

Un autre religieux, le pasteur Antoine Verneuil, s'est préoccupé de l'instruction des Diaconesses de Reuilly (sœurs de charité protestantes) : il organise des cours en 1842 avec les Drs Stansky et Monod. Cette instruction est accompagnée de stages. La formation des diaconesses

1. G. Charles, *op. cit.*, p. 44.
2. *Ibid.*, p. 49.

est centrée sur la formation religieuse et la fonction soignante[1]. Ces formations religieuses se font sans programme préétabli mais avec le modèle des sœurs anciennes accueillant et formant les novices.

De la volonté de saint Vincent de Paul d'instruire les soignantes il ne subsiste pas beaucoup d'effet jusqu'à la séparation de l'Église et de l'État. Les sœurs hospitalières ont négligé cette instruction. Il était sans doute encore trop tôt pour enseigner l'hygiène et l'asepsie pour accompagner la compassion.

Un nouvel enseignement apparaît avec l'apprentissage de la pratique à l'hôpital et de la théorie en école. – L'action du Dr Désiré Magloire Bourneville se situe précisément dans ce contexte. Son objectif est de relever le niveau de recrutement du personnel laïc appelé à remplacer les religieuses dans les hôpitaux. « La mise en place d'une formation accompagnée d'un diplôme ne pouvait que valoriser la fonction des personnels laïcs des hôpitaux. »

C'est donc le 1er avril 1878 et le 20 mai de cette même année que s'ouvrent respectivement les écoles des hôpitaux de la Salpêtrière et de Bicêtre : « Ces écoles sont le berceau de la profession infirmière, aussi bien en médecine générale qu'en psychiatrie. »

Avec l'enseignement professionnel, le Dr Bourneville veut également relever le niveau intellectuel des professionnels. C'est ainsi qu'il a demandé la création d'un enseignement primaire. Il veut « un personnel instruit, jeune et malléable..., capable de rendre, pendant longtemps, des services à l'administration ». Il veut remplacer le « personnel ignorant et intolérant par un personnel instruit et respectueux de la liberté de conscience »[2]. Il as-

1. *Ibid.*, p. 66.
2. P. Giesberger, Les premières écoles d'infirmières de l'Assistance publique, *Soins en psychiatrie,* n° 164-165, 1994, p. 45.

socie donc instruction primaire et enseignement professionnel. La formation en école municipale se faisait en réalité « sur le tas ».

Il s'agit de cours pratiques pendant la journée de travail et de cours du soir. L'enseignement dure un an et se répartit en une série de sept cours théoriques : administration et comptabilité hospitalière, anatomie, physiologie, pansements et petite chirurgie, hygiène, soins aux femmes en couches, aux nouveau-nés, et cours sur les crèches, pharmacie. L'enseignement magistral est pris en charge par le corps médical. Le contenu du programme est effectivement médical, adapté pour l'usage d'auxiliaires médicales.

L'enseignement pratique se fait auprès des malades avec le concours d'une « maîtresse de l'enseignement pratique » choisie parmi le personnel. Le diplôme autorisé à partir de 1883 est un diplôme d'école acquis par l'assiduité aux cours et après avoir obtenu la moyenne à l'une des deux ou trois compositions obligatoires sur chacun des cours dispensés[1].

Il est intéressant de constater l'organisation et le suivi de ce premier enseignement, non obligatoire, mais sanctionné par un diplôme. La répartition de l'enseignement s'effectue entre théorie et pratique. Un suivi pédagogique est assuré pour l'enseignement pratique avec « la maîtresse de l'enseignement pratique » et un contrôle des connaissances par l'évaluation continue permet l'attribution du diplôme. On peut conclure que le diplôme est obtenu après le contrôle d'un travail relevant d'une instruction générale et d'un enseignement professionnel.

L'évolution de la pratique infirmière dépend des employeurs et des médecins. Saint Vincent de Paul et le Dr Bourneville ont de l'ambition pour un nouveau corps de soignants. Le religieux et le médecin attendent et exi-

1. *Ibid.*, p. 48.

gent l'efficacité, un soin approprié et juste ; ils proposent l'un et l'autre de former des servantes et des auxiliaires médicales.

Un autre employeur va se préoccuper de la formation des bénévoles recrutées pour les soins aux blessés de guerre : c'est la Croix-Rouge française. En effet, parallèlement à l'organisation de l'enseignement dans les écoles municipales à Paris, la Croix-Rouge met en place une formation pour ses bénévoles.

La Croix-Rouge française est créée le 25 mai 1864 et répond au vœu d'Henry Dunand de « créer dans les différents pays des sociétés destinées à porter secours aux blessés militaires »[1]. En France, la Croix-Rouge est composée à l'origine de trois sociétés :

- la Société de secours aux blessés militaires (SSBM) créée en 1864 est strictement masculine, orientée vers l'étude de matériel de secours ;
- l'Association des dames françaises (ADF) créée en 1881 ; sous l'impulsion d'un médecin, le Dr Auguste Duchaussoy, elle s'oriente essentiellement vers l'enseignement des secouristes. L'épreuve de la guerre de 1870 démontre que l'évacuation des blessés par ambulance doit s'accompagner de soins efficaces. Le dévouement féminin important ne suffit pas ; la compétence pour des soins de qualité doit s'appuyer sur un savoir. Le Dr Duchaussoy poursuit après la guerre l'instruction de ses ambulancières. L'ensemble des cours est publié en 1881. Le programme porte sur l'anatomie, la physiologie, la pathologie générale, la thérapeutique et l'hygiène. À partir de là, le Dr Duchaussoy crée l'Association des dames de France, composée d'anciennes élèves ;
- l'Union des femmes de France, dont le comité est entièrement féminin. Créée en 1884, elle s'oriente également vers la formation et publie son manuel d'instruction des infirmières.

De 1884 à 1886, après la réorganisation de l'armée de la République, les trois sociétés reçoivent la mission offi-

1. Groupe de recherches historiques, Évolution des soins infirmiers sanitaires et sociaux dans la Croix-Rouge française, *Croix-Rouge française,* Synthèse 1987 (non publiée), p. 3.

cielle de constituer des hôpitaux auxiliaires équipés et gérés par elles-mêmes avec leurs personnels[1].

Les stages hospitaliers demeurent trop limités, et, très vite, les hôpitaux créés par la Croix-Rouge s'organisent pour assurer l'enseignement. Le premier est celui de l'Association des dames de France à Auteuil en 1896, aujourd'hui hôpital Henry-Dunand. La Société de secours aux blessés militaires installe un dispensaire - hôpital - école modèle, place des Peupliers en 1908. L'Union des femmes françaises fait de même rue de La Jonquière.

Les médecins hospitaliers prennent en charge l'enseignement ; il y a à la tête des écoles des directrices infirmières : Marie Genin, pour l'école des Peupliers (1908), et Suzanne Pérouse, rue de La Jonquière (1909). Avec les premiers postes de direction de l'enseignement, c'est le début de l'engagement des infirmières dans l'évolution du métier. La Grande Guerre mobilise les trois sociétés françaises de la Croix-Rouge avec 730 hôpitaux auxiliaires et des équipes d'infirmières dans les formations du front, dans les infirmeries et cantines de gare et les foyers du soldat[2].

Le législateur avait prévu cette évolution de la fonction des soins en regard des besoins de la société. La circulaire du 28 octobre 1902 (parue au *Journal officiel* le 30 octobre 1902, p. 7043), relative à l'application de la loi du 15 juillet 1893 sur l'assistance médicale gratuite et la création d'écoles d'infirmières, va donner au début du XXe siècle les clés de l'évolution de la fonction infirmière.

La société s'intéresse à cette fonction et se préoccupe de la formation des infirmières. Un médecin à Bordeaux, le Dr Anna Hamilton, présente une thèse de doctorat sur

1. J. Guillermand, La vocation médico-sociale de la Croix-Rouge française, *Revue internationale de la Croix-Rouge*, mai-juin 1994, 76e année, n° 807, p. 317.
2. *Ibid.*, p. 319.

les soins infirmiers[1]. Elle est ensuite nommée directeur de la maison de santé protestante de Bordeaux ; elle prend en charge l'enseignement des infirmières à partir d'une structure déjà existante depuis 1882 et ouvre une école de formation en 1902 qui devient l'école Florence-Nightingale de Bagatelle. Pendant cette même période, une autre personne issue de la grande bourgeoisie française, diplômée « dame infirmière surveillante », participe activement à la création des écoles, à leur réglementation et à la conception des programmes nationaux ; il s'agit de Léonie Chaptal[2]. René Magnon, dans son livre consacré à la vie de « cette femme maître dans l'art d'innover en matière sociale et cofondatrice de la profession infirmière en France... », démontre l'étendue d'un engagement basé sur l'amour du prochain. Elle participe à l'avènement de trois concepts nouveaux, la protection de la mère et de l'enfant, le développement du logement social, la lutte contre les grands fléaux[3].

Après la Première Guerre mondiale, les problèmes médico-sociaux du pays vont mobiliser les acteurs de santé. L'action sociale va se développer en faveur des plus démunis, des réfugiés et des enfants. L'action sanitaire se modifie en particulier à cause de la recrudescence de la tuberculose. Dans cette action sanitaire et sociale la fonction infirmière s'affirme. Léonie Chaptal, par ses observations des besoins de santé de la population, va orienter les soins infirmiers et va concevoir une formation plus adaptée. Elle juge l'enseignement du Dr Bourneville insuffisant et propose un programme plus en rapport avec les besoins de santé de la société française.

1. R. Magnon, *Le service infirmier ces trente dernières années,* Paris, Le Centurion, 1982, p. 14.

2. M.-F. Collière, La profession d'infirmière en quête de son histoire, 1870-1980, *Revue de l'infirmière,* 30e année, n° 10, La Croix-Rouge française, décembre 1980.

3. R. Magnon, *Léonie Chaptal, la cause des infirmières,* Paris, Éd. Lamarre, 1991, p. 23 et 36.

C'est après la Première Guerre mondiale que le Dr Armand Delille présente en termes élogieux la qualité professionnelle des infirmières formées par la Croix-Rouge, dans une conférence, le 22 avril 1919 : « Nous nous trouvons actuellement dans des conditions particulièrement favorables pour le recrutement d'un personnel d'élite, grâce aux nombreuses infirmières de la Croix-Rouge, qui, après s'être dévouées à nos blessés, sont toutes prêtes à consacrer leur activité aux œuvres d'assistance et d'hygiène sociale, et qu'il suffira de perfectionner au moyen de cours spécialisés. »[1] La Croix-Rouge en 1920, dans la huitième édition du programme, va introduire les maladies infectieuses et la diététique.

Dans la société française, il y a maintenant un corps professionnel, constitué, formé et reconnu, pas encore force sociale, mais d'utilité sociale.

L'Union des femmes françaises définit ainsi le rôle de l'infirmière en 1920 : « Le rôle de l'infirmière hospitalière est de servir le malade en veillant constamment sur lui et tout ce qui l'entoure, et principalement en secondant assidûment et docilement le médecin... Son rôle auprès du malade est celui d'une mère ou d'une sœur... » Dans cette définition on retrouve la présence permanente de l'infirmière auprès du malade, c'est-à-dire la permanence des soins et la surveillance de l'environnement. C'est la définition de la dimension holistique des soins infirmiers qui ont une action vers le malade et son environnement, avec lui et son entourage. On retrouve également la collaboration étroite médecin-infirmière, avec l'assiduité auprès du médecin, et, issue du passé, l'image d'obéissance et la docilité. La docilité est envers le médecin et non envers une hiérarchie religieuse. Elle peut être ici entendue comme l'exactitude dans l'application des prescriptions médicales.

1. J. Guillermand, La vocation médico-sociale..., *op. cit.*, p. 321.

Un point capital dans le processus de professionnalisation est le premier diplôme de l'État français pour les infirmières. – Les pionnières, et en particulier Léonie Chaptal, se mobilisent pour que l'enseignement infirmier corresponde à l'apprentissage d'un métier reconnu indispensable à la société française. « Soigner les malades est donc une profession classée qui doit être, comme toute autre, garantie dans son exercice. Prévenir les maladies est également dans les attributions de l'infirmière moderne. Il y va de l'avenir de la vie française. »[1]

C'est sur ce concept que Léonie Chaptal remet au Conseil supérieur de l'Assistance publique le 27 janvier 1922 un rapport qui sera la base du décret du 27 juin 1922 (paru au *Journal officiel* le 1er juillet 1922, p. 6880) qui donne à la profession infirmière une reconnaissance officielle au travers d'un diplôme national, le brevet de capacité d'infirmière professionnelle permettant de porter le titre d'infirmière diplômée de l'État français.

L'article premier de ce décret précise : « Il est institué des brevets de capacité professionnelle permettant de porter le titre d'infirmière diplômée de l'État français qui sont délivrés par le ministère de l'hygiène, de l'assistance et de la prévoyance sociale aux infirmières hospitalières, aux visiteuses d'hygiène sociale et aux diverses infirmières à spécialité restreinte, puéricultrice, surveillance sanitaire des écoles, hygiène mentale, etc. »

La formation se fera en deux ans avec un programme officiel.

Le programme d'enseignement en vingt-deux mois est officialisé dans un arrêté du 24 juin 1924 paru au *Journal officiel* du 14 septembre 1924. Ce premier programme national pose le fondement de la profession infirmière. En 1923 et 1924, 43 écoles dont 15 de la Croix-Rouge reçoivent un agrément.

1. R. Magnon, *Léonie Chaptal, op. cit.*, p. 46.

Avec le premier diplôme de l'État français il est créé une première structure officielle pour les infirmières. – Le décret du 22 juin 1922 institue également un Conseil de perfectionnement des écoles d'infirmières (CPEI). Ce conseil est présidé par le Pr Letulle, Léonie Chaptal en est vice-présidente ; il sera d'une importance majeure pour la profession.

Ce conseil donne un avis sur les demandes de reconnaissance administrative des écoles, il contribue à l'amélioration et au suivi des programmes d'enseignement, il surveille le fonctionnement des écoles et organise, devant un jury d'État, l'examen pour l'obtention du diplôme officiel.

Dans ce même temps où 1 586 infirmières obtiennent le brevet de capacité professionnelle, le Conseil de perfectionnement des écoles est conduit à délivrer des équivalences pour les infirmières dont la formation est antérieure au décret de 1922. Il est alors nécessaire d'établir un suivi des diplômes délivrés ; ce suivi sera confié à un Bureau central des infirmières.

Pour gérer les personnels infirmiers, le ministre de la Santé crée le Bureau central des infirmières. – Le Bureau central des infirmières est créé par arrêté ministériel en août 1925. Il est rattaché à l'Office national d'hygiène sociale qui dépend du ministère de la Santé publique. Le bureau central qui emploie un personnel permanent va constituer un fichier signalétique de la profession et établir un contrôle de l'exercice infirmier.

Le métier d'infirmière, repéré par l'impact sur la société, identifié par un apprentissage et une transmission officielle d'un savoir, est maintenant affirmé par un diplôme national. Une longue période va s'écouler au cours de laquelle les infirmières vont se mobiliser pour qu'une réglementation rigoureuse protège l'exercice infirmier, en particulier l'obligation d'être titulaire du diplôme d'État pour exercer. Il en va ainsi de la protection de la qualité des soins due à la population. En effet, en 1931 la situation numérique des infirmières est, avec 105 écoles, de 5 108 diplômes accordés après examen d'État et de 28 564 diplômes accordés par équivalence, grâce à des mesures dérogatoires[1].

Le métier d'infirmière prend appui et force de par la volonté des infirmières qui ont une haute idée de leur mission. Après la création d'un diplôme d'État et avec l'évolution des effectifs, les professionnelles s'engagent dans une véritable organisation représentative qui prendra en charge la destinée des infirmières et la construction de la profession.

III. – L'ébauche de la profession

– *Mouvement associatif*
– *Écrits*

Sous l'impulsion de grandes professionnelles et femmes de qualité, le mouvement de professionnalisation va s'intensifier et surtout s'autonomiser par la création d'associations et de revues professionnelles. Jusqu'alors, le Comité de perfectionnement des écoles d'infirmières et le Bureau central des infirmières gardent un lien direct avec le corps médical et les pouvoirs publics.

Un premier mouvement associatif naît avec le premier diplôme national d'infirmière. – Si le diplôme de l'État français est né de la volonté et de la persévérance du groupe infirmier, il était logique que ce groupe professionnel cherche à s'unir et à se situer dans un mouvement international.

1. M. Duval, *Association nationale française des infirmières et infirmiers diplômés d'État, son histoire face à l'évolution de la profession,* Région parisienne, École de cadres, Hôpital de la Salpêtrière, avril 1968, p. 8.

Il revient à Mlle Chaptal le grand mérite d'avoir créé la première Association nationale des infirmières diplômées de l'État français (ANIDEF) après une assemblée constitutive le 22 juin 1924[1]. Les infirmières françaises peuvent alors adhérer au Conseil international des infirmières (CII), ce qui sera fait lors du congrès d'Helsinski en 1925. Il faut rappeler que le Conseil international des infirmières a été créé en 1899 grâce aux infirmières d'Angleterre, du Canada et des États-Unis qui avaient pris en main leur profession en organisant les études et en exigeant des diplômes officiellement reconnus. C'est une fédération mondiale d'associations nationales d'infirmières, la conscience et la voix de la profession à travers le monde, dont le siège est à Genève. Le but commun des associations est le renforcement de la réglementation au nom de la société et de la profession.

Par leur expérience et leur conviction, les infirmières vont œuvrer ensemble à travers le monde pour élever le niveau de qualité des soins infirmiers. Cette décision de créer un Conseil international des infirmières fut prise à l'issue du Conseil international des femmes à Londres en 1899. « Les buts du conseil sont de former un organisme international permettant aux associations nationales d'infirmières de mettre en commun leurs intérêts et de collaborer au développement des soins infirmiers en vue de promouvoir la santé publique et les soins aux malades. » C'est en 1901 à Buffalo que furent présentés les statuts.

En France, Léonie Chaptal, présidente de la première association nationale, conduit les infirmières françaises qui participent aux congrès et aux travaux proposés par le CII.

« Cette affiliation donnera à l'association nationale une grande connaissance des impératifs des soins infir-

1. Y. Knibiehler, V. Leroux-Hugon, O. Dupont-Hess, Y. Tastayre, *Cornettes et blouses blanches, les infirmières dans la société française (1880-1980),* Paris, Hachette, p. 117.

miers, d'où une audience particulière auprès du ministre de la Santé qui, jusqu'en 1944, la consultera pour tous ses projets. »[1]

Les infirmières françaises sont présentes au Congrès international de Montréal en 1929 où 36 nations sont représentées par 6 000 congressistes. C'est au cours de ce congrès que Léonie Chaptal est élue pour quatre ans à la présidence du Conseil international des infirmières. « Ce qui fut un grand honneur pour elle et les infirmières françaises qu'elle représentait. »[2] Pendant son mandat, elle est sollicitée par la Société des Nations pour une enquête sur les méthodes appliquées aux États-Unis pour l'enfance en danger moral.

Une autre infirmière française, plus tard, de 1961 à 1964, fut présidente du Conseil international des infirmières ; il s'agit d'Alice Clamageran, directrice de l'école d'infirmières de l'hôpital de Rouen.

En 1933, le Congrès international des infirmières « se réunit à Paris sous la présidence effective du ministre de la Santé et la présidence d'honneur du président de la République qui reçoit les congressistes à l'Élysée »[3]. La fonction infirmière et la profession organisée sont ainsi dignement reconnues par la nation française.

L'Association nationale des infirmières diplômées de l'État français (ANIDEF) va assurer une action constante et efficace pour l'amélioration des prestations infirmières, la protection de l'exercice infirmier et le statut de l'infirmière. En 1932, l'ANIDEF est reconnue d'utilité publique pour tous les services rendus. Léonie Chaptal sera élevée au grade d'officier de la Légion d'honneur le 28 juillet 1933[4]. Hommage personnel qui retentit sur l'ensemble du corps infirmier français.

1. M. Duval, *op. cit.*, p. 6.
2. G. Charles, *op. cit.*, p. 148.
3. M. Duval, *op. cit.*, p. 13.
4. R. Magnon, *Léonie Chaptal, op. cit.*, p. 44.

Parallèlement à la création de la première association nationale par Léonie Chaptal, une autre infirmière décide de mobiliser les infirmières autour d'un engagement catholique : il s'agit de Marie de Liron d'Airoles. Elle crée en 1924 l'Union catholique des services sociaux et de santé (UCSS). Elle cherche à remotiver les infirmières qui s'étaient engagées bénévolement pendant la guerre, autour d'une union catholique des personnels de santé. Les adhérents participent au Congrès international catholique des infirmières et assistantes médico-sociales (CICIAMS) créé en août 1933.

Le projet de l'UCSS reçoit l'approbation de la hiérarchie catholique, le président, l'abbé Gerbier, est nommé par l'archevêque de Paris en 1922 et représente l'autorité religieuse[1]. Cette union d'infirmières est confessionnelle, elle organise des rencontres, des conférences et tient permanence pour aider les infirmières.

Les deux associations ont des méthodes différentes quant à la conduite des actions, mais les mêmes finalités : le regroupement des infirmières, l'amélioration de la qualité des soins et l'évolution de la réglementation infirmière vers un véritable statut infirmier.

Les professionnelles infirmières vont, au cours des années, créer des regroupements soit de type associatif, soit des regroupements collectifs d'intérêt commun. Les premières associations ont évolué dans leur composition, leur champ d'activité, mais sont toujours présentes dans l'action, encore aujourd'hui.

– L'Association nationale des infirmières diplômées de l'État français devient l'Association nationale française des infirmiers et infirmières diplômés et élèves (ANFIIDE) et intègre en 1975 les infirmiers de secteur psychiatrique. Elle représente les infirmières sur le plan européen dans le Permanent Comity of Nursing (PCN) créé en 1971 en lien avec la Comunauté économique européenne (CEE) et le Groupement Nursing Euro-

1. Y. Knibiehler, V. Leroux-Hugon, O. Dupont-Hess, Y. Tastayre, *op. cit.*, p. 125.

péen (GNE) créé en 1974. Ces deux instances ont fusionné en 1996 pour prendre le nom d'IFN (Fédération des associations d'infirmières de l'Union européenne).

– L'Union catholique des services de santé se scinde en deux groupes en 1972 : le Centre chrétien des professions de santé pour les infirmières (CCPS), et le Mouvement chrétien des professions de santé pour les assistantes sociales (MCPS).

– L'Union nationale des congrégations d'action hospitalière et sociale fondée en 1932 devient l'Association des religieuses dans les professions de santé (REPSA).

– Le Comité d'entente des écoles d'infirmières hospitalières françaises et de l'Union française créé en 1949, deviendra le Comité d'entente des écoles d'infirmières et des écoles de cadres (CEEIEC).

Les infirmières écrivent, les premières publications prennent naissance avec le mouvement associatif. – Les regroupements professionnels d'infirmières vont très vite faire émerger le besoin d'un autre moyen de communication, véritable lien pour les idées et les énergies. C'est ainsi que Léonie Chaptal et le Pr Calmette créent la première revue nationale pour les infirmières. La revue de « l'infirmière française » devient l'organe officiel de l'Association nationale des infirmières en 1923 avant même l'assemblée constitutive de l'association. L'écrit devient avec Léonie Chaptal un mode d'expression de plus en plus courant des infirmières. Elle lance en 1926, pour les élèves infirmières une collection « Bibliothèque de l'infirmière »[1] aux Éditions Poinat. Quatre volumes sont publiés : *Morale professionnelle, Les soins aux enfants, Hygiène générale, Lutte contre la mortalité infantile.* Douze livres sont édités, lesquels constituent jusqu'en 1940 l'essentiel des manuels infirmiers (avec remise à jour).

L'Union catholique des services de santé crée également un vecteur de la communication et de l'enseignement. En 1932 et jusqu'en 1938, vont paraître les

1. R. Magnon, *Le service infirmier ces trente dernières années, op. cit.*, p. 166.

« pages documentaires » qui traitent des questions préoccupantes dans le domaine de la santé. Cette publication reparaît après 1948[1].

L'Union des femmes de France publie un manuel d'instruction des infirmières sous la forme d'un bulletin bimestriel diffusé par la Société d'assistance militaire, familiale et sociale fondée en 1881 et reconnue d'utilité publique par le décret du 6 août 1882.

Depuis 1922, les infirmières se mobilisent toujours pour l'évolution de la pratique et la reconnaissance d'une véritable profession dans la société. C'est le regroupement associatif et l'adhésion au mouvement international des infirmières qui leur donnent force et persévérance pour voir aboutir un véritable statut infirmier. Elles ont travaillé à faire évoluer le niveau de recrutement, la qualité de l'enseignement directement en cohérence avec l'évolution des besoins de soins dans une société en mutation.

C'est le 26 octobre 1936, sous la pression des associations infirmières, que le ministre de la Santé adresse aux directeurs de la santé une circulaire :

> « J'estime qu'il est maintenant logique de ne plus recourir, tant en ce qui concerne les infirmières hospitalières qu'en ce qui concerne les infirmières visiteuses, qu'à celles d'entre elles qui sont titulaires du brevet de capacité professionnelle permettant de porter le titre d'infirmière diplômée de l'État. »[2]

Il prépare ainsi le décret du 18 février 1938 (*JO* du 19 février 1938) réunissant un corps d'infirmières et un corps d'assistantes du service social. Ce décret est ainsi présenté au président de la République en date du 17 février 1938, par Marc Rucart, ministre de la Santé :

> « Différents décrets ont... institué un brevet de capacité professionnelle... Ces décrets permirent d'améliorer les condi-

1. *Ibid.*, p. 40.
2. M. Duval, *op. cit.*, p. 11.

tions de recrutement d'un corps professionnel sans lequel les soins aux malades et la prévention des fléaux sociaux seraient en péril... La nouvelle réglementation supprime... les différentes spécialités de visiteuses d'hygiène sociale... et n'attribue à côté du diplôme hospitalier qu'un seul diplôme d'assistante du service social... Il nous a semblé également nécessaire d'envisager la création d'un diplôme supérieur qui sanctionne des études complémentaires dans les écoles spécialisées... pour le personnel appelé à exercer des fonctions de maîtrise dans les établissements hospitaliers et les organisations d'hygiène... »

Le titre est ainsi présenté : « Décret du 28 février 1938 instituant des diplômes simple et supérieur d'infirmier ou d'infirmière hospitalière et d'assistant ou d'assistante du service social de l'État. »

La durée des études est de deux ans pour les infirmières hospitalières et de trois ans pour les assistantes sociales. La première année est commune aux deux formations.

Le lien entre le social et le sanitaire demeure en formant des professionnels dont l'action se complète. La nouveauté est dans la création d'un diplôme supérieur qui va conduire l'infirmière vers l'encadrement et l'enseignement. Cette capacité pour l'infirmière à prendre en charge l'encadrement des soins, le contrôle des professionnels et l'enseignement de ses pairs est le véritable début de la professionnalisation, mais pas encore l'autonomie dans l'action de soins.

À la veille de la Seconde Guerre mondiale, où 40 000 infirmières de la Croix-Rouge française vont s'engager, l'orientation de l'enseignement est axée vers la population en péril. Il faudra attendre 1951 pour voir la création de la première école de cadres des soins infirmiers par la Croix-Rouge française. Il faudra également attendre la loi du 15 juillet 1943 créant l'obligation pour les établissements hospitaliers de recruter un personnel qualifié, avec des mesures propres à assurer la protection du titre d'infirmière. Cette loi n'est pas entrée en vigueur du fait de la pénurie d'infirmières dans la période de guerre[1].

La loi du 8 avril 1946 reprend les articles de 1943 dans le Code de la santé publique. Le diplôme est obligatoire pour exercer, mais encore une fois avec des mesures dérogatoires.

La longue histoire des infirmières, faite de dépendance, de soumission et vocation[2], constitue le fondement d'une profession riche de valeurs héritées d'une tradition. Au début du XXe siècle, avec un double rôle psychologique et technique, l'infirmière veut orienter les soins et participer davantage à son devenir professionnel dans une société dont les besoins de santé s'accroissent.

En effet, soigner est maintenant un véritable défi pour lequel il faut équilibrer le temps relationnel pour le malade et technicité thérapeutique contre la maladie.

Le projet des infirmières, qui prendront en charge leur profession, s'oriente dès lors vers un enseignement et une définition des soins infirmiers, alliant la prise en compte des besoins du malade et l'application des prescriptions médicales dans l'exploration et le traitement de la maladie.

La progression de la fonction infirmière a suivi ainsi une évolution des soins infirmiers, à la fois lente et rapide. Depuis le début du XXe siècle les infirmières ont elles-mêmes pressenti, voulu, provoqué et accompagné cette progression. La charité, la compassion et le don de la personne n'ont jamais fait oublier aux infirmières de l'ère moderne que l'émotion n'est pas incompatible avec le devoir de qualité et de rigueur.

C'est dans la deuxième moitié du XXe siècle, en définissant le sens des soins infirmiers, en organisant leurs actions, que les infirmières ont inscrit leur part d'initiative

1. G. Charles, *op. cit.*, p. 167.
2. Au sens que donne François Dubet dans son ouvrage intitulé *Le déclin des institutions*, Paris, Le Seuil, 2002.

et leur zone d'autonomie, en collaboration avec les acteurs de santé et toujours plus particulièrement le corps médical. C'est en se regroupant en 1971, de façon informelle en créant le Comité infirmier permanent de liaison et d'études (CIPLE), que les associations et syndicats professionnels ont obtenu, au travers de la loi du 31 mai 1978, que soit dévolu un rôle propre à l'infirmière.

Dans le chapitre suivant, le sens des soins infirmiers sera décrit au travers de l'impulsion de grandes professionnelles anglo-saxonnes qui ont influencé les infirmières françaises du XXe siècle dans leur conception et leur pratique professionnelle.

Chapitre I

FONDEMENT ET SENS DES SOINS INFIRMIERS

I. – Le soin : les définitions et conceptions actuelles

- *Florence Nightingale*
- *Virginia Henderson*
- *Autres théoriciennes*
- *Définition des soins infirmiers réglementés*
- *Quelle conception de soins aujourd'hui ?*

Le fondement et le sens des soins infirmiers reposent sur des valeurs humanistes.

Pour aborder les soins infirmiers, il faut remonter à l'Antiquité où le mauvais esprit était chassé par des moyens magiques : les danses rituelles, l'exorcisme. « Que ce soit en Égypte, en Mésopotamie, en Grèce ou à Rome, il n'est pas possible de distinguer l'infirmier du médecin, leurs rôles étaient étroitement mêlés. »[1]

Les Grecs donnaient beaucoup d'importance à la santé et à la beauté du corps. Hippocrate (Ve siècle av. J.-C.) disait qu'il fallait trouver la cause de toute maladie et son serment énonce que « tous les malades doivent être soignés par une personne compétente ». Il pose aussi les premiers principes d'une déontologie, insistant sur la psychologie du malade et sur le secret professionnel.

Rome a instauré la médecine collective et l'hygiène publique. Le christianisme, par la suite, a influencé les soins

1. G. Charles, *L'infirmière en France d'hier à aujourd'hui*, Paris, Le Centurion, 1979, p. 13.

infirmiers, les soins aux malades étaient devenus un devoir religieux.

Au Moyen Âge, il n'y a pas de fonction soin, les malades étaient regroupés dans des lieux fermés, les léproseries ont une fonction d'hébergement et d'isolement.

Au XVe siècle, les soins infirmiers sont décrits et enseignés par saint Vincent de Paul pour les Filles de la Charité, ordre créé en 1633, présenté précédemment. Il donne un certain nombre de recommandations faisant référence aux besoins des personnes, et au caractère religieux du service rendu (règle d'obéissance). Les religieuses, à cette époque, doivent exécuter ponctuellement les ordonnances médicales ; par contre les soins les plus techniques sont donnés par les élèves en chirurgie, les sœurs ne sachant pas lire. Saint Vincent de Paul incitait les sœurs à avoir une fonction de conseil et d'éducation, elles s'occupaient de la satisfaction des besoins fondamentaux des malades (accueil, alimentation, hygiène). Les femmes n'avaient pas accès à la médecine, elles travaillaient pour faire du bien auprès des personnes.

Les religieuses prennent en charge les malades, et l'image de l'infirmière se crée ainsi. Les occupations de soins sont féminisées. L'histoire des soins est liée à celle de la femme.

Au XVIIIe siècle, les structures hospitalières sont remises en question ; des reproches sont formulés concernant l'insalubrité des hôpitaux et l'insuffisance médicale. L'idée de charité est portée à dérision, d'autres idées s'annoncent comme la bienfaisance et l'assistance.

Au XIXe siècle, la somme des connaissances médicales s'élargit avec de nouveaux objectifs : combattre la maladie, promouvoir la santé. L'évolution des soins infirmiers accompagne cet élargissement.

Quelques femmes infirmières ont contribué à l'évolution des soins infirmiers dont la première est Florence de Nightingale. – Florence Nightingale, infirmière anglaise, est née le 12 mai 1820 (le 12 Mai est aujourd'hui la Journée internationale des infirmières). Elle visite les institutions hospitalières dans son pays et porte son intérêt sur les malades, l'organisation hospitalière et la formation des infirmières. Grâce à sa compétence, à son expérience, elle relève le défi d'organiser les soins infirmiers dans les hôpitaux militaires anglais. Avec 40 infirmières laïques et religieuses, elle étudie « les besoins du malade, les qualités et le savoir nécessaires... l'importance que l'architecture pouvait avoir dans l'organisation des soins aux malades »[1]. Elle établit des liens entre quatre concepts : le soin, la personne, la santé et l'environnement.

Les soins infirmiers s'élaborent ; ils sont basés sur l'observation, sur la compassion, sur des connaissances d'hygiène et de gestion. « L'activité infirmière est donc dirigée vers la personne et son environnement, et vise le maintien et le recouvrement de la santé, la prévention des infections et des blessures, l'enseignement des modes de vie sains et le contrôle des conditions sanitaires. »[2] Florence Nightingale opère un grand changement : avec elle les soins infirmiers modernes sont nés. « Elle évoque avec une clairvoyance remarquable l'importance des formes, des couleurs, de la lumière pour créer un environnement favorable à la guérison. »[3] Elle montre que les soins ne relèvent pas de l'idéologie de charité, ni de la philanthropie, mais qu'ils sont basés sur des connaissances. Les soins s'adressent à tous les malades et aux bien-portants, il est capital de se maintenir en santé, de prévenir la maladie et de favoriser la guérison. À cette époque, la santé publique se concrétise par l'application de principes

1. *Ibid.*, p. 86.
2. S. Kerouac et co-auteurs, *La pensée infirmière, conceptions et stratégies,* Paris, Maloine, 1994, p. 4.
3. M.-F. Collière, *Introduction,* V. Henderson, *La nature de soins infirmiers,* Paris, InterÉditions, 1994, p. 19.

d'hygiène, et déjà apparaît le développement de statistiques afin d'évaluer les conditions sanitaires.

La médecine est orientée vers la maladie, les handicaps, les incapacités et déficits, l'action de l'infirmière est très liée à celle de la profession médicale. Mais il apparaît déjà deux types de soins : les uns qui réparent en réponse à la maladie et un deuxième type de soins lié à la personne et à son environnement.

Plus tard un deuxième modèle conceptuel vient des États-Unis par une contemporaine. – Virginia Henderson est née le 30 novembre 1897 aux États-Unis. Elle a été infirmière en 1921, et avec une longue expérience professionnelle rédigea maintes publications. De nos jours de nombreuses infirmières françaises travaillent à partir de sa philosophie de soin et des outils qu'elle proposa, tel que le plan de soin favorisant la personnalisation des soins. Elle précise très souvent que le malade est un tout complexe avec 14 besoins fondamentaux, démontrant aussi le caractère pluridimensionnel des soins. Elle développe la notion de besoins, propose de s'occuper du malade plutôt que de la maladie et cela se confirme dans la définition qu'elle donne des soins infirmiers : « Ils consistent principalement à assister l'individu, malade ou bien-portant, dans l'accomplissement des actes qui contribuent au maintien ou à la restauration de la santé (ou à une mort paisible) et qu'il accomplirait par lui-même s'il avait assez de force, de volonté ou de savoir. C'est probablement la contribution spécifique de l'infirmière de pouvoir donner cette assistance, de manière à permettre à celui qui la reçoit d'agir sans recours extérieur aussi rapidement que possible... »[1]

Virginia Henderson démontre que le soin a différentes dimensions, curative, préventive, de promotion de la santé et d'accompagnement ; elle aborde les soins com-

1. V. Henderson, *La nature des soins infirmiers,* p. 150-151.

munautaires et la notion de soins de santé primaires. L'infirmière doit évaluer l'aide dont le malade a besoin lorsqu'il ne peut pas réaliser lui-même ses activités quotidiennes (respirer, s'alimenter, dormir...) ; elle supplée le malade. Pour cela elle doit se connaître : « Avoir conscience des émotions qui l'empêchent de se centrer sur les besoins du malade. »[1] Virginia Henderson montre la nécessité de développer la relation d'aide : l'infirmière doit prendre en compte les besoins et les projets du malade pour que lui-même puisse se prendre en charge avec l'aide de sa famille. Elle doit aider le malade à prévenir la maladie, reconquérir son autonomie, et avoir un niveau de bien-être ou l'accompagner dans la mort. Virginia Henderson pense que ce concept concernant les soins infirmiers est très ouvert, mais reste « toujours confus » car « il sera difficile de se débarrasser de cette conception qui considère les soins infirmiers comme dépendants de la médecine »[2]. Cette réflexion est toujours très présente pour de nombreuses infirmières.

Virginia Henderson poursuit l'approfondissement du contenu des soins infirmiers, amorcé par Florence Nightingale, les situant dans le système de santé ; elle insiste pour que les infirmières trouvent leur véritable place près des autres acteurs. Elle conseille le développement de la recherche en soins infirmiers afin de construire, d'organiser le savoir infirmier qui permettra la valorisation et la reconnaissance des compétences infirmières, ces praticiens « qui agissent en interdépendance avec d'autres professionnels de santé ; elles devraient être les maîtres de leur rôle unique et le système de santé devrait les habiliter à concevoir et mettre en œuvre et être responsables de toutes les pratiques inhérentes à ce rôle d'*alter ego* du patient »[3].

1. *Ibid.*, p. 77.
2. *Ibid.*, p. 144-145.
3. *Ibid.*, p. 151.

Quelques autres théoriciennes orientent la pensée française. – De nombreuses infirmières anglo-saxonnes ont proposé des théories de soins, elles ont apporté une grande avancée pour le soin infirmier, au niveau de quatre mêmes concepts : le soin, la personne, la santé et l'environnement. Hildegarde Peplau (école de l'interaction) et Dorothée Orem (école des besoins) dans les années 1950 à 1960, puis, plus tard, Callista Roy (école des effets souhaités) et Jean Watson (école du soin humain) ont aidé à définir la discipline infirmière.

Hildegarde Peplau (1952) développe une conception psychologique de l'humain voulant promouvoir la personnalité par le moyen de la relation interpersonnelle. Elle développe l'école de l'interaction : « Les soins infirmiers sont comme un processus interpersonnel thérapeutique. Il s'agit d'une relation humaine entre la personne malade ou une personne ayant besoin d'aide... l'intervention de l'infirmière est thérapeutique, elle porte aide et assistance. »[1] Les soins sont éducatifs, aident à la maturité et favorisent le développement de la personnalité. La relation infirmière / patient a plusieurs phases : l'orientation, l'identification, l'exploitation et la résolution. Ce qui demande à l'infirmière une grande capacité d'analyse pour aider le patient à réajuster ses buts en fonction de ses possibilités, à clarifier ses sentiments et à comprendre son comportement, à définir ses actions propres, à promouvoir la guérison et la santé. Elle décrit six rôles de l'infirmière : « ... rôle de personne étrangère, de personne ressources, d'enseignante, de leader, de substitut et de conseiller... »[2] Le patient peut trouver une explication à ce qu'il vit. L'infirmière va l'aider à se prendre en charge, la maladie est une expérience qui peut faire grandir la personne, considérée comme un être avec une

1. S. Kerouac et co-auteurs, *op. cit.*, p. 31.
2. R. Poletti, *Les soins infirmiers, théories et concepts,* Paris, Le Centurion, mai 1978, p. 35.

dimension biologique, psychologique, sociologique et spirituelle en continuel développement. La santé est « comme la représentation du mouvement continu de la personnalité... »[1].

Le modèle conceptuel de Dorothée Orem, utilisé dans quelques instituts de formation en soins infirmiers en France, doit permettre à la personne de prendre en charge sa propre santé et ses activités. Elle parle d' « autosoins », les actions aidant le patient à obtenir une plus grande autonomie. Le processus de soins infirmiers comprend le rassemblement des données, la construction d'une assistance de la part de l'infirmière et la mise en œuvre des actions. La santé est un « état d'intégrité des parties du système biologique et des modes de fonctionnement biologique, symbolique et social de l'être humain »[2] maintenu par des soins. Ces actions sont d'ordre universel (apport d'air suffisant, se nourrir correctement...), spécifiques à une période de croissance (grossesse, adolescence, ménopause) ou de déviation de la santé (changement de vie, d'habitudes...).

L'être humain est un tout intégré en interrelation et en liaison étroite avec l'environnement, un être biologique et social pouvant agir et satisfaire ses nécessités. L'infirmière supplée le malade, ou l'accompagne s'il ne peut réaliser une partie de ses activités, ou encore elle le fait participer activement à ses soins.

L'environnement favorise la modification des attitudes et le développement de la personne au niveau physique, psychologique et social.

Le modèle de Callista Roy est centré sur la personne, elle se préoccupe de l'adaptation du patient aux besoins physiologiques en interaction avec l'environnement.

Dans ce modèle, la personne est considérée comme un système à la recherche perpétuelle d'un équilibre entre ses

1. S. Kerouac et co-auteurs, *op. cit.*, p. 32.
2. *Ibid.*, p. 30.

différents constituants, entre le système dans son ensemble et l'environnement qui le sollicite et auquel elle doit s'adapter harmonieusement. L'individu reçoit des sollicitations de son environnement interne et externe que C. Roy appelle des stimuli.

Il réagit à ces stimuli sur quatre modes : le mode physiologique qui vise à maintenir chez l'individu les besoins d'intégrité biologique (nutrition, élimination...), l'image de soi qui correspond à la valeur que l'individu s'accorde dans un contexte social, la fonction du rôle qui est l'aptitude à assurer sa position dans la société, l'interdépendance avec d'autres personnes.

Le rôle des professionnelles est perçu comme consistant à évaluer les comportements manifestés par les malades, à identifier ceux qui sont problématiques et les facteurs qui en sont la cause, à intervenir sur ces facteurs de façon à influencer les comportements de l'individu dans le sens d'une adaptation réussie à son environnement.

Au cours de ces dernières années (1985), Jean Watson a développé la théorie du soin humain existentiel, phénoménologique et spirituel. Le soin infirmier consiste à aider la personne à promouvoir l'harmonie corps-âme-esprit au cours d'une relation humaine, d'aide et de confiance, d'empathie et de chaleur humaine. Ce modèle « ... développe la promotion et l'acceptation de l'expression des sentiments positifs et négatifs, et utilise systématiquement la méthode scientifique de résolution de problèmes dans le processus de prise de décision. Il crée un environnement mental, physique, socioculturel et spirituel de soutien, de protection et de correction »[1].

La personne est un être d'expérience qui est en évolution permanente dans le temps et l'espace. La santé est plus que l'absence de maladie, « c'est l'unité et l'harmonie du corps, de l'âme et de l'esprit »[2].

1. *Ibid.*, p. 42.
2. *Ibid.*, p. 43.

L'environnement est « constitué du monde physique ou matériel et du monde spirituel... et représente toutes les forces de l'univers... »[1].

Aujourd'hui certains se demandent pourquoi les infirmières s'agitent sur des théories de soins, trouvant que c'est l'affaire d'intellectuelles, ou bien encore elles pensent que c'est une perte de temps qui éloigne des malades. Le choix d'un cadre conceptuel est essentiel puisqu'il constitue la base de l'exercice infirmier, il permet aux infirmières de décrire, expliquer, visualiser leurs interventions de soins. Chaque cadre théorique bâti à partir de concepts, valeurs, comprend une description des soins infirmiers, de la profession, du rôle de l'infirmière, de la population soignée, une définition de la santé, de l'environnement, et enfin indique les résultats et les conséquences de l'activité.

Les modèles abordés succinctement font référence à une approche holistique de la santé. Certains auteurs mettent plus particulièrement l'accent sur le processus interrelationnel (H. Peplau, J. Watson...). Toutes les théories se basent sur la personne, que l'on aide afin qu'elle puisse elle-même se prendre en charge.

L'absence de référence à un cadre conceptuel infirmier ne peut que renforcer chez les infirmières françaises l'utilisation du modèle de référence dominant : le modèle biomédical. Les infirmières se doivent de modifier leur représentation mentale de la santé et de la maladie, ce qui demande un véritable changement au niveau des courants de pensée.

On peut espérer qu'au XXIe siècle, en France, les infirmières auront toutes une base conceptuelle permettant la réalisation de soins humanistes et pas uniquement organicistes et technicistes. Ces modèles conceptuels seront peut-être beaucoup plus utilisés et jugés indispensables par les équipes à l'avenir. De nouveaux modèles verront peut-être le jour ; viendront-ils des infirmières françaises ?

1. *Ibid.*

Les soins infirmiers français sont définis à travers la réglementation. – Pendant que les théories se développent aux États-Unis, l'évolution des définitions des soins infirmiers en France se concrétise au travers des textes réglementaires. Ces définitions ne se veulent pas statiques, ni limitatives ; elles officialisent la reconnaissance par le législateur de l'existence des soins infirmiers. De nombreuses définitions se sont succédé soit dans les programmes d'enseignement (1961-1972-1979-1992) soit dans les lois relatives à l'exercice professionnel (1946-1978), et enfin dans les décrets d'application relatifs aux actes professionnels et à l'exercice de la profession d'infirmier (1981, 1984, 1993 et 2002).

La loi n° 46-630 du 8 avril 1946 (*JO* du 9 avril 1946), relative à l'exercice des professions d'assistantes ou d'auxiliaires de service social et d'infirmières ou d'infirmiers, limite les soins infirmiers : « Est considérée comme exerçant la profession d'infirmière ou d'infirmier toute personne qui donne habituellement, soit à domicile, soit dans des services publics ou privés d'hospitalisation ou de consultation, des soins prescrits ou conseillés par un médecin. » Ainsi, les soins infirmiers sont uniquement issus de la pratique médicale. À cette époque les soins étaient surtout curatifs, au détriment des soins de prévention et d'éducation en matière de santé auprès des populations. À partir de 1950, avec l'évolution des sciences et des techniques, la médecine s'est hyperspécialisée provoquant une hypertechnicité des soins. Cette hypertechnicité a nécessité un approfondissement des connaissances pour les infirmiers entraînant un nouveau programme de formation et la création de spécialisations.

L'arrêté du 17 juillet 1961 relatif au programme d'enseignement des soins infirmiers dans son introduction situe les infirmières en tant que personnes qui assurent « la responsabilité des soins d'hygiène et de confort... » « elles ont en outre à effectuer avec une technicité précise les soins et examens parfois complexes nécessités par l'état du malade ». C'est le début de l'image de l'infirmière technicienne. L'enseignement doit permettre à l'infirmière « de comprendre la valeur et la raison des gestes qu'elle accomplit et de les situer dans l'ensemble de la thérapeutique..., de participer intelligemment à la surveillance du malade pour dépister les complications..., de décider et d'effectuer certains soins d'urgence avant l'arrivée du médecin ».

On relève la notion de collaboration et d'aptitude à décider : pour la première fois c'est une reconnaissance de compétence. Dans le programme une grande part est donnée à l'étude de l'homme sain et son développement, à l'étude des phénomènes pathologiques et la prévention pour la conservation de la santé. Est aussi dégagé un rôle psychologique et d'éducation, même si la zone technique de l'infirmière est élargie. L'infirmière est une personne capable de réflexion à partir de ses connaissances théoriques et pratiques.

C'est l'amorce d'une certaine zone d'autonomie. Dix ans après, l'arrêté relatif au programme d'enseignement d'infirmière du 5 septembre 1972 précise :

> « L'infirmière est une personne apte et habilitée à exercer la profession. Au service des personnes, en matière de santé, elle assure la responsabilité de l'ensemble des soins infirmiers que requièrent la promotion de la santé, la prévention de la maladie et les soins aux malades. Au sein de la société elle contribue à identifier et à répondre aux besoins de santé des personnes et des groupes... elle collabore activement avec l'ensemble des travailleurs sanitaires. »

L'enseignement doit permettre

> « d'acquérir des connaissances nécessaires..., de discerner les types de réponses..., de collaborer avec d'autres travailleurs..., de développer l'aptitude à penser et à agir, d'acquérir la maturité d'esprit nécessaire pour assumer des responsabilités sur le plan humain, professionnel et civique..., de dispenser aux personnes

des soins infirmiers compétents requis par leur état, compte tenu des besoins physiques, psychologiques et moraux du malade en milieu hospitalier ou extra-hospitalier... ».

Ce programme développe les bases concernant la connaissance de l'être humain, et présente les soins infirmiers sur le plan psychologique, éducatif et technique. La notion de responsabilité est introduite plusieurs fois concernant le rôle de l'infirmière. La dimension holistique est avancée, ce qui annonce l'arrivée de la nouvelle définition de l'infirmière selon la loi du 31 mai 1978, n° 78-615 (*JO* du 1er juin 1978), qui modifie l'article n° L. 473 du Code de santé publique[1] : « Est considérée comme exerçant la profession d'infirmière ou d'infirmier, toute personne qui, en fonction des diplômes qui l'y habilitent, donne habituellement des soins infirmiers sur prescription médicale ou conseil médical, ou bien en application du rôle propre qui lui est dévolu. En outre l'infirmière ou l'infirmier participe à différentes actions notamment en matière de prévention, d'éducation de la santé et de formation ou d'encadrement. »

Pourquoi le législateur en 1978 a-t-il ainsi donné un rôle propre aux infirmières, compte tenu de l'évolution du poids de la médecine ? Cette loi du 31 mai 1978 semble aller à contre-courant par rapport à une dynamique forte de la technicité. Le rôle propre n'est pas défini d'une façon précise, il laisse une grande ouverture, possibilité de créativité et d'innovation dans tous les secteurs d'activité.

En examinant les documents de l'Assemblée nationale et du Sénat, il ressort que deux organisations professionnelles infirmières ont été consultées. L'Association nationale française des infirmiers et infirmières diplômés et élèves (ANFIIDE) demandait qu'apparaisse la notion de diplômes et les différentes missions ou responsabilités de l'infirmière, et la Fédération nationale des infirmières

1. Article L. 4311 du Nouveau Code de la santé publique.

(FNI) voulait faire ressortir une distinction des modes d'exercice.

Le rapport du Sénat annonce que la définition du 8 avril 1946 de la profession d'infirmière est devenue inadaptée, trop restrictive en ce qui concerne sa fonction. « L'infirmière a certes pour mission essentielle de donner des soins prescrits ou conseillés par le corps médical. » Mais là n'est pas sa tâche exclusive. En matière de soins tout d'abord, elle dispose d'une certaine autonomie de manœuvre. Le rapport présenté à l'Assemblée nationale dit : « L'infirmière ne travaille pas seulement pour le médecin mais avec le médecin et à côté du médecin. » L'infirmière a un rôle général de surveillance de l'état de santé du malade qui doit lui permettre de déceler certains symptômes alarmants. Elle est appelée à prendre « des initiatives et des fonctions nouvelles, administration, rôle d'encadrement... ».

Le législateur reconnaît un rôle propre en matière de soins : « Il ne semble pas de nature à provoquer des accidents susceptibles d'entraîner une poursuite de l'infirmière responsable », ajoutent néanmoins les parlementaires. Cette nouvelle définition est un meilleur cadrage juridique de l'exercice. Le Parlement souhaitait que le décret relatif à l'exercice professionnel et aux actes professionnels paraisse rapidement. Il sera publié le 12 mai 1981.

À cette époque il y eut une longue discussion, avec l'ensemble des parlementaires, sur le problème de l'accomplissement par les professions de santé d'actes liés à l'exercice médical. La volonté des hommes politiques était de faire évoluer la fonction infirmière, qu'elle devienne un véritable métier allant vers une professionnalisation. Ils voulaient rendre cette profession aussi attrayante que possible et répondre aux aspirations de ses membres qui souhaitaient voir leur rôle reconnu par la loi.

Les dispositions adoptées par le Sénat et l'Assemblée nationale voulaient faire évoluer une profession qui souffrait de l'héritage du passé et ainsi accentuer la considération de l'opinion publique à l'égard des infirmières.

De 1946 à 1978, il a donc fallu attendre trente-deux ans pour obtenir une nouvelle définition de l'infirmière plus conforme avec la pratique des soins. L'Europe a été très influente avec l'Accord européen du 25 octobre 1967 émanant du Conseil de l'Europe sur l'instruction et la formation des infirmières et la directive 77-453 de la Communauté économique européenne, visant la coordination des dispositions législatives réglementaires et administratives sur les activités de l'infirmière (voir tableau).

Cette loi du 31 mai 1978 précise la qualification exigée et sanctionnée par un diplôme pour exercer la profession, reconnaît la diversité des fonctions et champs d'action de l'infirmière ainsi qu'un rôle relevant de l'initiative et de la compétence des infirmières ; elle confère à l'infirmière une fonction tridimensionnelle :

- une fonction indépendante par laquelle elle apporte une contribution particulière au développement de la santé : c'est le « rôle propre » ;
- une fonction dépendante lorsque l'infirmière applique les prescriptions médicales ;
- une fonction interdépendante, lorsque l'infirmière travaille avec d'autres professionnels.

Ces trois fonctions sont déclinées en termes de soins infirmiers avec les décrets successifs relatifs aux actes professionnels.

Le programme des études d'infirmières de 1972 annonce la définition de l'infirmière du 31 mai 1978 et un nouveau programme de formation fait l'objet de l'arrêté du 12 avril 1979 dont le but général est l'apprentissage des soins infirmiers...

« Il prépare la future infirmière à donner des soins infirmiers, en fonction du rôle propre qui lui est dévolu, sur prescription ou conseil médical et à participer à différentes actions notamment en matière : de prévention, d'éducation de la santé, de formation ou d'encadrement. »

	Conseil de l'Europe	*Communauté économique européenne*	*France*
25 octobre 1967	Accord européen sur l'instruction et la formation des infirmières		
5 septembre 1972			Décret n° 72-818 (*JO* du 7 septembre 1972) relatif aux études préparatoires et aux épreuves du diplôme d'État d'infirmier
30 janvier 1975			Ratification des accords européens sur l'instruction et la formation des infirmières, décret du 30 janvier 1975
27 juin 1977		Directive 77-453 CEE visant la coordination des dispositions législatives réglementaires et administratives concernant les activités de l'infirmière responsable des soins généraux	
12 avril 1979			Décret n° 79-300 (*JO* du 14 avril 1979) relatif aux études préparatoires au diplôme d'État d'infirmier
12 juillet 1980			Loi n° 80-527 (*JO* du 13 juillet 1980), Code de la santé L. 474-475, diplôme permettant l'exercice en France

Tableau : Yvonne Sibiril, 1989.

Le décret d'application n° 81-539 du 12 mai 1981 reprend dans son premier article la définition de l'infirmière contenue dans la loi du 31 mai 1978.

Article premier : « La fonction infirmière comprend l'analyse, l'organisation et l'évaluation des soins infirmiers et leur dispense soit sur prescription médicale, soit dans le cadre du rôle propre de l'infirmier. Elle comprend en outre différentes actions concernant l'éducation, la formation, l'encadrement et la prévention en matière de santé et d'hygiène ainsi que l'application et la promotion des mesures de lutte contre l'infection et la contagion. »

L'article 2 du décret précise les soins infirmiers ; ils s'entendent d'action, ayant pour objet de contribuer :

- « aux méthodes de diagnostic, à l'application et à la surveillance des thérapeutiques et aux soins de réparation ;
- « à protéger, maintenir, restaurer et promouvoir la santé ou l'autonomie des fonctions vitales des personnes ;
- « à soulager la souffrance et à assister les personnes dans les derniers instants de la vie.

« Ces actions peuvent être de nature technique, relationnelle ou éducative. Les soins infirmiers sont dispensés en tenant compte des données physiques, psychologiques et socioculturelles de la personne soignée. »

Ce décret utilise le terme de personne soignée et non de patient ou malade, ce qui permet de penser que la personne est sujet, porteur d'un projet de soin, et que l'on tient compte de sa situation physiologique, psychologique et socioculturelle.

Les différentes dimensions du soin infirmier sont inscrites, à la fois techniques (méthodes de diagnostic, surveillance des thérapeutiques...) mais aussi éducatives et relationnelles. L'idée que l'infirmière est éducatrice de santé se trouve renforcée puisqu'elle aide à protéger, maintenir la santé et accompagne aussi les personnes soignées dans les derniers moments de la vie.

Ce premier décret spécifique décrivant les actes professionnels infirmiers a subi quelques pressions du corps médical, en particulier des médecins biologistes qui ont déposé un recours devant le Conseil d'État pour vice de forme qui a abouti en mai 1984 à l'abrogation du décret à l'exception de l'article premier.

À cette époque, un mouvement infirmier important, à l'initiative du CIPLE (Comité infirmier permanent de liaison et d'études), soutenu par une partie du corps médical, a demandé qu'un nouveau décret comble ce vide. La société française a été étonnée par le mouvement et a suivi favorablement l'action. Le gouvernement a rapidement (quatre mois) proposé aux professionnels un autre décret (*JO* du 24 juillet 1984).

Le décret n° 84-689 du 17 juillet 1984, relatif aux actes professionnels et à l'exercice de la profession d'infirmier, dans son article premier, précise les soins infirmiers qui ont pour objet :

- « de protéger, maintenir, restaurer et promouvoir la santé ou l'autonomie des fonctions vitales des personnes ;
- « de soulager la souffrance et d'assister les personnes dans les derniers instants de la vie ;
- « de concourir aux méthodes et à l'établissement du diagnostic ;
- « de favoriser le maintien, l'insertion ou la réinsertion des personnes dans leur cadre de vie habituel ou nouveau.

« Les soins infirmiers sont de nature technique, relationnelle et éducative. Leur réalisation tient compte des données physiques, psychologiques, socio-économiques et culturelles de la personne soignée. »

L'aspect nouveau dans cette définition est le maintien ou la réinsertion dans le cadre de vie habituel des personnes soignées. Les infirmières doivent préparer le retour à domicile des malades, en tenant compte de leurs habitudes de vie.

Durant l'année 1992, un nouveau programme d'enseignement des soins infirmiers est présenté avec pour objectif l'émergence d'une infirmière apte à répondre aux besoins de santé et pouvant travailler dans tous les secteurs d'activité.

L'introduction du programme ajoute :

« ... un infirmier bénéficiant d'une meilleure reconnaissance sociale grâce à un savoir lui permettant d'affirmer une réelle professionnalisation... ».

À la suite de ce programme, les organisations professionnelles ont sollicité la réactualisation de l'exercice professionnel par la révision du décret du 17 juillet 1984.

Le décret du 15 mars 1993, n° 93-345 relatif aux actes professionnels et à l'exercice de la profession d'infirmier, redéfinit une nouvelle fois les soins infirmiers.

« Article premier : Les soins infirmiers préventifs, curatifs, ou palliatifs sont de nature technique, relationnelle et éducative... Ils ont pour objet dans le respect des règles professionnelles des infirmières et infirmiers incluant notamment le secret professionnel... de prévenir et évaluer la souffrance et la détresse des personnes et de participer à leur soulagement... d'accompagner les patients en fin de vie et, en tant que de besoin, leur entourage. »

Le décret n° 2002-194 du 11 février 2002 reprend la définition de l'exercice infirmier, dans son article 1er. Les soins infirmiers sont définis sur la base de la qualité et dans le respect des droits de la personne, ce qui fait référence à deux chartes : « Charte du patient hospitalisé » (circulaire n° 95-22 du 6 mai 1995) et « Charte des droits et libertés de la personne âgée dépendante » (Fondation de gérontologie et secrétariat d'État à la Santé et à l'Action sociale, 1999). Ce décret actualisé reprend très largement tous les textes réglementant l'exercice infirmier, la prise en charge de la douleur (art. 7), la gestion des risques.

Quelle conception de soins infirmiers aujourd'hui ? – Au XXe siècle, la réforme des études médicales a créé dans le milieu hospitalier des modes d'exercices nouveaux pour les médecins (exercice plein temps, secteur public, secteur privé...). Cette réforme a introduit de nouvelles disciplines médicales, ce qui a favorisé le développement des sciences fondamentales. L'activité médicale a complètement modifié la pratique infirmière avec un encadrement plus important, des spécialités et des modes d'investigation nouveaux.

L'exercice médical s'est diversifié et devient plus spécifique, avec de la pharmacologie, de l'imagerie... Une politique délibérée a placé les hôpitaux au centre du système de santé. Pendant les trente dernières années, la médecine s'est technicisée, elle est devenue curative justifiant le développement de la démographie médicale, entraînant une modification des effectifs hospitaliers en nombre et en qualification (cliniciens, fondamentalistes, techniciens, administratifs).

Avec le développement de l'effectif du corps médical, des techniques performantes et un matériel de qualité, les usagers se tournent vers l'hôpital public. L'organisation hospitalière devient permanente avec un service d'urgences et elle doit répondre à l'attente des usagers.

Tous ces faits ont introduit l'obligation pour l'hôpital de recourir à des compétences affirmées des personnels hospitaliers (nouveaux métiers, nouvelles formations, techniciens de laboratoires, infirmières spécialisées...).

Il est impossible de continuer à faire fonctionner le système de soins avec l'idée de vocation ; de nouveaux gestes et techniques nécessitent du personnel soignant compétent... Il existe cependant encore dans l'image populaire une certaine nostalgie de l'idée de dévouement.

Dans le modèle médical l'usager se voit comme objet de science, objet de soin et se sent menacé dans son intégrité ; il souhaite ne plus être malade, mais guérir et sortir du système de soins. « En constituant la maladie comme entité, le médecin en dépossède le malade pour le faire entrer dans son champ propre. »[1] L'usager a une demande à caractère humain qui n'entre pas toujours dans

1. J. Clavreul, *L'ordre médical,* Paris, Le Seuil, 1978.

le discours médical. Le rôle de l'infirmière consiste donc à élaborer une nouvelle thérapeutique centrée sur le sujet porteur de problèmes de santé et non sur la maladie, objet. Dans une perspective d'autonomisation des personnes en vue de les responsabiliser par rapport à leur santé, il faut passer du concept de maladie au concept de santé.

Mais est-il possible aux infirmières d'accomplir à la fois les soins sur prescriptions médicales et d'appliquer dans le cadre de leur rôle propre des soins entraînant la possibilité d'éveiller chez l'individu la mobilisation de ses ressources propres à le conduire vers l'autonomie ?

Les prestations infirmières sont trop assimilées ou identifiées à la prestation médicale, par la société, les médecins et les politiques. La logique d'action imposée à l'infirmière dépend davantage du système médical que des besoins des personnes encore mal identifiés faute de temps et de moyens. Cela entraîne une modification entre la demande et la réponse. Les contraintes de l'hyperspécialisation médicale et certaines orientations organisationnelles renforcent souvent la division du travail de l'infirmière. Il leur est difficile de faire émerger leurs propres exigences de qualité et d'efficacité centrées sur la personne malade.

Les infirmières, de plus en plus sollicitées pour accompagner et aider la technique médicale, ont abandonné une part des soins aux malades à des auxiliaires et des aides.

Le législateur a créé le corps des auxiliaires de puériculture et des aides-soignantes par les arrêtés du 13 août 1947 et du 23 janvier 1956. La formation des aides-soignantes a légitimé une fonction qui avait été créée en 1949 marquant le début du partage des soins infirmiers entre l'infirmière et l'« aide ». L'infirmière est amenée à donner la priorité aux soins techniques dans la gestion des soins, au détriment des besoins relationnels relevant du rôle propre. Dans sa quotidienneté, l'infirmière souhaite gérer le soin dans toutes ses dimensions techniques, relationnelles, humanistes. Mais très souvent, de par le modèle dominant, elle dépend encore d'un référent médical, ce qui l'amène à être porteuse d'une norme correspondant au discours médical.

L'infirmière ne se veut plus uniquement l'exécutant de quelqu'un, mais acteur dans l'identification et la détermination des besoins du patient, dans le cadre de son rôle propre ; donc elle doit passer de l'exécution exclusive à la décision.

En France, de façon certainement plus importante que dans beaucoup d'autres pays, la croissance du nombre d'infirmières et le développement des soins infirmiers se sont faits dans le sillage des soins curatifs. De plus en plus accaparée par une pratique en milieu hospitalier, au développement technologique à la fois prégnant et valorisant, l'infirmière s'est tournée résolument vers les soins de réparation, dévalorisant les soins de base, qu'ils soient d'entretien de la vie, ou d'éducation et de promotion de la santé. Ainsi, l'image de la profession infirmière auprès du public, comme, des professions de santé, s'est focalisée sur la réparation et l'auxiliariat médical.

Parallèlement à cet exercice basé sur les soins curatifs en secteur hospitalier, il existe en France des secteurs d'exercice infirmier à vocation sanitaire plus ou moins exclusive. Ce sont les services de santé scolaire, de santé maternelle et infantile, de santé mentale, de médecine du travail, de dispensaires de soins et de dépistage... où la conception des soins pourrait paraître différente, par exemple centrée sur les soins éducatifs et relationnels.

Il y a un tel fossé entre les deux types d'exercice que l'on pourrait penser à deux exercices différents. Or ce n'est pas le cas puisque le diplôme d'État donne accès à tous les secteurs d'exercice professionnel. L'infirmière est généraliste, polyvalente, ce qui donne une richesse à l'exercice.

Traditionnellement, les soins infirmiers sont bien inscrits dans une perspective de soins de santé, pour aider le malade ou l'handicapé à recouvrer un état lui permettant de vivre une vie autonome, pour accompagner la vie, accompagner le mourant, guider les personnes afin de préserver et de développer leur potentiel de santé. Ainsi, la finalité première de la profession d'infirmière est l'aide apportée aux individus et aux populations quel que soit le lieu où ils se trouvent pour répondre à l'ensemble des besoins de santé.

Quel est l'avenir pour les soins infirmiers et la profession infirmière en France ?

La question n'est pas simple, la controverse existe et se situe à différents niveaux.

L'infirmière hospitalière doit-elle centrer son expertise sur les soins de haute technicité, laissant de côté tout l'aspect des soins d'entretien et de continuité de la vie ?

L'infirmière soignante qui prend en charge toutes les dimensions du soin est-elle une exception ? L'infirmière technicienne peut-elle coexister avec cette dernière ?

L'infirmière extra-hospitalière, partenaire à part entière dans l'équipe sanitaire, a-t-elle un lien commun avec l'infirmière hospitalière ?

La profession devrait maintenant se donner les moyens de continuer à réfléchir au sens des soins infirmiers pour affirmer sa raison d'être, consolider son savoir et démontrer sa capacité d'adaptation à l'évolution des besoins de santé.

II. – La pratique infirmière

– *Évolution des besoins de santé*
– *Démarche clinique et raisonnement diagnostique*
– *Organisation des soins*
– *Soins relationnels et éducatifs*

Dans le contexte de la mise en œuvre de la réforme hospitalière et de l'évolution du système de santé, en particulier de la santé publique, de la rationalisation budgétaire, les acteurs de santé sont confrontés à de profonds changements.

Les besoins de santé évoluent dans la société française. – Les réponses de soins vont évoluer du fait d'une exigence plus grande de la population qui demande une qualité de vie et une qualité de soin avec des modes de prise en charge différents. L'émergence de nouveaux groupes sociaux à risque obligera à tenir compte des facteurs épidémiologiques. L'évolution de l'état de santé de la population, les nouvelles maladies liées à l'environnement, l'accroissement de plusieurs phénomènes (chômage, exclusion, emplois précaires...) inciteront la société à mettre en œuvre de nouvelles prises en charge de la population.

L'hôpital du XXIe siècle devra s'adapter à la demande de soins de la population : il deviendra véritable plateau de haute technicité mais devra aussi justifier son ouverture sur la cité avec la mise en place des alternatives à l'hospitalisation, réduisant le temps de passage du malade à l'hôpital. Cette tendance s'explique par la nécessité de diminuer les coûts, mais également de répondre à la demande des usagers. Ce mouvement est à organiser et à valoriser en créant les réseaux de soin.

L'ensemble de la médecine et de la chirurgie va se modifier avec l'arrivée de nouvelles spécialités grâce aux avancées techniques et scientifiques.

Ces nouvelles techniques médicales, doivent inciter les équipes à réfléchir sur leurs pratiques professionnelles pour donner une information précise à l'usager tout au long de la durée du séjour. En effet, ces nouvelles technologies sont susceptibles d'entraîner anxiété et angoisse pour le malade et son entourage, accentuant la nécessité d'un accompagnement vigilant.

Les structures hospitalières et extra-hospitalières devront coordonner leurs actions pour constituer des réseaux de soins dont la définition serait « un ensemble constitué par les professionnels et les structures de santé publiques et privées qui, reliés entre eux selon des modalités institutionnelles ou pragmatiques, prennent en charge les soins d'une population sur une aire géographique déterminée »[1]. Donc la filière de soins est le parcours d'un individu ou d'un groupe d'individus au sein d'un réseau.

Le guide du service infirmier[2], *n*° 5 : *Le lien pour la santé, continuité de soins entre les différents modes d'exercice,* démontre que l'hôpital manque souvent d'informations tant au moment de l'accueil que pour organiser la sortie des patients par défaut de liaison avec l'ensemble du secteur extra-hospitalier. On déplore le manque de coordination formelle permettant un suivi de qualité pour la prise en charge des patients par l'un ou l'autre des secteurs de soins.

L'amélioration de la qualité passe par une harmonisation des pratiques. Le développement du concept de *continuité des soins* favorisera une prise en charge globale des personnes soignées, le développement de la relation soignant/soigné, la mise en œuvre des connaissances, des compétences et des prises de décision des infirmières pour l'évolution des contrats de soins négociés avec les personnes soignées.

Les professionnels de santé ont à réfléchir sur leurs modes de fonctionnement en interdépendance et interdisciplinarité. Tous les secteurs de soins sont concernés par la prise en charge de la demande de soins.

L'analyse des demandes de soins de la population nécessite un regard sur la démographie, et plus particulièrement sur l'évolution du vieillissement de la population.

1. D. Baubeau, C. Labran, X. Le Coutour, *Gestion hospitalière,* n° 337, juin-juillet 1994, Direction des hôpitaux.
2. Guide du service infirmier, Le lien pour la santé, continuité de soins entre les différents modes d'exercice, *JO,* n° 592-14 *bis.*

Une projection démographique en France montre le vieillissement de la population. La prise en charge pourra amener une demande de soins coûteux. L'invalidité, le vieillissement cérébral et la dépendance interviennent à un âge plus avancé dans la vie, mais néanmoins nécessiteront des prises en charge dans des structures adaptées.

Évolution du vieillissement de la population en France

	60 ans et plus	*75 ans et plus*	*85 ans et plus*	*99 ans et plus*	*Population totale*
1995	11 581 792	3 508 571	1 061 527	9 264	58 048 386
2005	12 610 749	4 892 110	1 055 077	20 586	60 641 577
2015	15 616 752	5 833 689	1 852 830	32 213	62 647 964

Tableau réalisé par les auteurs.

Chiffres INSEE-DAS (Direction de l'action sociale).

Un autre facteur est à prendre en considération dans le cadre de l'évolution des besoins de santé : c'est la diversité des origines ethniques qui exigera des compétences et des connaissances anthropologiques et culturelles plus grandes de la part du personnel pour une meilleure prestation.

À l'heure où l'on parle de restructuration hospitalière, une réflexion de grande envergure doit se faire à partir des besoins de la population afin de préciser les modes de prise en charge, le type de réponse que les acteurs peuvent apporter à cette demande de soin. La carte sanitaire et le schéma régional d'organisation sanitaire effectuent cette évaluation dans le cadre de la décentralisation. Il s'agit bien alors de faire évoluer l'offre de soins en fonction de la demande de la société. La régionalisation doit laisser la place à une véritable gestion décentralisée en amenant une coopération plus souple entre département et région et une cohérence entre le niveau de la planification sanitaire et sociale et les procédures budgétaires.

Tous ces facteurs que sont la haute technicité des soins, le vieillissement de la population et l'origine culturelle des usagers influencent la pratique des soins en général, et particulièrement la démarche infirmière.

Dépistages et diagnostics précoces, progrès des thérapeutiques et accompagnement des personnels de santé, font évoluer des pathologies qui étaient auparavant mortelles vers la chronicisation (cancer, sida...). La demande de soins est intense et importante pour le confort des patients et de leur entourage. La loi n° 2004-806 du 9 août 2004 incite à un renouveau dans la politique de santé publique. Elle renforce la poursuite d'une volonté de réformer le système de santé déjà annoncée par la loi du 4 mars 2002. La définition d'une politique de santé est nécessaire pour répondre aux besoins de santé de la population. Cette loi est constituée de 5 titres :

- titre I : répartir les compétences en matière de détermination de la politique de santé publique ;
- titre II : les instances d'intervention au sein de la politique de santé publique ;
- titre III : modernisation du système de veille, d'alerte et de gestion des structures d'urgence sanitaire ;
- titre IV : objectifs et mise en œuvre des plans nationaux ;
- titre V : recherche et formation en santé.

La démarche clinique infirmière pour répondre aux besoins de santé de la population. – Les différentes définitions successives des soins infirmiers ont élargi l'exercice infirmier. Aux soins concernant la réponse des besoins fondamentaux se sont ajoutés les soins techniques développés depuis le début du siècle. Les patients demandent aujourd'hui des soins relationnels et éducatifs qui relèvent aussi de techniques de relation.

Les infirmières utilisent la méthode de résolution de problème, véritable démarche de soin qui replace le malade au centre du système de santé. Celui-ci est considéré comme partenaire à part entière dans le contrat de soin établi entre le soignant et lui-même ou son entourage.

Cette démarche de soin ou démarche clinique est un processus intellectuel visant à poser et traiter les problèmes de santé, véritables diagnostics infirmiers, et à définir un plan de soins, le cas échéant.

Elle favorise une meilleure connaissance des personnes et de leurs besoins afin de dispenser des soins adaptés et personnalisés.

Cette démarche de soins s'appuie sur plusieurs étapes :

– *L'analyse de situation* est constituée du recueil d'informations et de l'analyse des données. Cette étape prend en compte la personne dans toutes ses dimensions biologique, psychologique, sociale, culturelle, spirituelle selon la théorie de soin développée, ce qui amène l'infirmière à effectuer un recueil de données avec la personne soignée. Un climat de confiance doit être établi entre l'infirmière et le malade afin que ce recueil ne soit pas vécu comme un interrogatoire, mais au contraire favorise une meilleure perception des problèmes pour mettre en œuvre les actions adéquates.

L'infirmière effectue un raisonnement diagnostique au cours de l'observation clinique. La rencontre entre le soignant et le soigné permet la synthèse de l'observation grâce aux indices énoncés, la recherche éventuelle de données additionnelles si nécessaire pour nommer les diagnostics infirmiers. Les infirmières utilisent à cette fin leurs connaissances, leurs expériences antérieures, l'intuition.

– *La planification des soins :* elle comprend l'élaboration d'objectifs de soins, la définition des actions inscrites dans un plan de soins. Les interventions de soins posées permettent-elles l'atteinte des objectifs ? Si la réponse est non, un réajustement est nécessaire. Cette planification des soins infirmiers consiste en outre à organiser dans le temps les actions sur prescriptions infirmières et les prescriptions médicales.

– *La mise en œuvre des actions* qui est organisée, inscrite sur le dossier du patient par les prescripteurs. C'est l'étape de l'action.

– *L'évaluation des soins :* elle permet de vérifier leur efficacité et de mesurer les écarts éventuels. Cette dernière étape à ce jour en France est très peu développée, mais l'atteinte des objectifs peut être une mesure possible de la qualité des soins. Cette évaluation est un acte essentiel de tous les acteurs ; elle n'est pas synonyme de contrôle, mais permet d'évaluer la cohérence des réponses données aux malades.

Cette démarche de soin est un processus non linéaire mais interactif entre l'infirmière et la personne soignée et son entourage.

Il est reconnu aux infirmières la capacité de formuler des diagnostics infirmiers à partir des réactions du malade dans une situation donnée. *L'utilisation de diagnostics infirmiers* ne se veut pas être du mimétisme et n'entraînera pas de dichotomie avec le corps médical. Elle représente un enjeu d'importance pour les patients, les infirmières et les médecins, avec la formalisation et le développement du savoir favorisant la reconnaissance de la compétence.

L'objectif n'est pas de systématiser ni de standardiser les diagnostics mais de les personnaliser en partant des réactions de la personne. La définition précise du diagnostic infirmier est « l'énoncé d'un jugement clinique sur les réactions aux problèmes de santé présents et potentiels, aux processus de vie d'une personne, d'une famille ou d'une collectivité. Ils servent de base pour choisir les interventions de soins visant l'atteinte des résultats dont l'infirmière est responsable », définition de la NANDA ou ANADI (Association nord-américaine des diagnostics infirmiers). C'est la définition inscrite dans la réglementation française.

Ces diagnostics infirmiers décrivent les réactions humaines du malade face à sa maladie et non la maladie elle-même. Ils obligent à développer la clinique, s'élaborent dès l'accueil du malade afin d'organiser les soins dans les meilleures conditions possibles. Le raisonnement diagnostique est essentiel et renvoie au recueil de données effectué par l'infirmière.

Les diagnostics infirmiers et le diagnostic médical dans leur complémentarité expliqueront, dans le cadre du Programme de médicalisation du système d'information (PMSI) d'une façon plus significative, l'activité hospitalière.

Les Résumés de soins infirmiers (RSI)[1], complémentaires des résumés standardisés de sorties, permettraient d'avoir une vision globale de l'activité. Les diagnostics médicaux à eux seuls ne sont pas prédictifs de la charge en soins infirmiers. Les diagnostics infirmiers expriment une mesure plus précise sur la quantité et la qualité des réponses à donner et des ressources consommées pour les malades. Évaluer la qualité des soins par l'intermédiaire des diagnostics infirmiers, c'est porter un regard objectif sur le niveau de prestations. Les diagnostics infirmiers permettent la mise en évidence des besoins personnalisés de l'usager, au-delà de sa pathologie et en lien avec cette dernière.

Toute démarche infirmière s'inscrit dans une organisation de soins en équipe pluridisciplinaire. – Les objectifs concernant l'organisation des soins portent sur les différents champs de la pratique infirmière liés à la politique de soins infirmiers. Ils peuvent avoir pour objet, les soins aux usagers dans les différentes structures, l'évaluation des soins, la formation et la recherche dans le domaine des soins infirmiers.

Les équipes de soins ont participé à l'amélioration des conditions de travail, et cette préoccupation s'intensifie depuis ces dernières années. Différents axes ont été privilégiés :

- l'amélioration des conditions physiques (lits à hauteur variable, lève-malades, matériel ergonomique, modernisation des locaux...) ;
- des recherches sur les aménagements d'horaires et de planning (aménagement du temps de travail, le temps

1. Catherine Duboys Fresney, *Le résumé de soins infirmiers*, Paris, Maloine, 1997.

choisi, temps partiel), les horaires du personnel infirmier sont difficilement conciliables avec une vie de famille (1 week-end de repos sur 2 ou 3) ;
– mise en place d'une organisation du travail afin de responsabiliser les acteurs (sectorisation, dossier de soin, démarche de soin, diagnostics infirmiers).

Ce dernier point mérite d'être développé car l'organisation tient une grande place dans l'amélioration des conditions de travail du personnel.

Une organisation des soins par secteurs remplace de plus en plus l'organisation des soins en série.

L'unité de soins qui regroupe 24 à 30 malades peut être divisée en deux secteurs, les malades sont répartis dans chaque secteur : afin d'équilibrer la charge de travail. L'infirmière est responsable de l'organisation d'un secteur : avec l'aide-soignante, elle répartit et organise les soins, en fonction des besoins de chaque malade et suivant les compétences de chaque acteur. L'infirmière et l'aide-soignante prennent en charge les malades du secteur dès leur arrivée dans l'unité. Cette infirmière est référente, elle accueille la personne soignée et sa famille, lui présente le service, l'informe sur l'organisation du service et ouvre son dossier en effectuant le recueil d'informations le concernant. L'infirmière assure une permanence auprès des malades, coordonne les activités de l'ensemble des soignants. Elle est au centre du système d'information concernant le malade et l'organisation des soins durant le séjour.

Quel que soit le secteur d'activité salarié, l'infirmière travaille en collaboration avec des aides-soignantes ou des auxiliaires de puériculture.

La création du diplôme d'État de puériculture par le décret n° 47-1544 du 13 août 1947 (*JO* du 20 août 1947) prévoit dans son article 8 un enseignement préparatoire conduisant à la délivrance d'un certificat d' « auxiliaire de puériculture ».

L'avancée des sciences médicales et les progrès thérapeutiques à l'hôpital dans les années 1950 et après ont accaparé l'infirmière dans la sphère d'activité médicale. Tout un champ de l'activité soignante était menacé de rester non couvert justifiant la création d'une fonction d'auxiliaire auprès de l'infirmière.

La démographie médicale à l'hôpital a entraîné une augmentation de besoins en personnels, les infirmières et aides-soignantes ont pris en charge l'ensemble des soins infirmiers.

Ainsi, un autre arrêté du 23 janvier 1956 (*JO* du 2 février 1956) porte création d'un certificat d'aptitude aux fonctions d'aide-soignant et d'aide-soignante dans les hôpitaux et hospices publics ou privés.

Dans les années 1970, ces phénomènes se sont intensifiés, l'organisation et les conditions de travail ont accentué ce besoin de collaboration entre infirmières et aides-soignantes, pour arriver aujourd'hui à une démographie équivalente de ces deux corps professionnels dans les hôpitaux.

L'arrêté du 5 janvier 2005 modifiant l'arrête du 22 juillet 1994 modifié relatif au diplôme professionnel d'aide-soignant et au diplôme professionnel d'auxiliaire de puériculture donne les définitions suivantes :

« Au sein de cette équipe, l'aide-soignant contribue à la prise en charge d'une personne ou d'un groupe de personnes et participe, dans le cadre du rôle propre de l'infirmier, en collaboration avec lui et sous sa responsabilité, à des soins visant à répondre aux besoins d'entretien et de continuité de la vie de l'être humain et à compenser partiellement ou totalement un manque ou une diminution d'autonomie de la personne.

« Au sein de cette équipe, l'auxiliaire de puériculture participe, dans le cadre du rôle propre de l'infirmier, en collaboration avec lui et sous sa responsabilité, ou, le cas échéant, sous la responsabilité d'autres professionnels du secteur de la santé ainsi que du secteur éducatif ou du secteur social, à la prise en charge individuelle ou en groupe, jusqu'à l'adolescence, de l'enfant bien portant, malade ou handicapé, répond aux besoins quotidiens de l'enfant par la présence qu'il assure, les soins spécialisés auxquels il participe et les activités d'éveil qu'il organise. »

Ainsi, la discipline des soins infirmiers relève de la compétence de deux catégories de personnels : les infirmières et les aides-soignantes et auxiliaires de puériculture.

La pratique soignante entre les deux acteurs de soin se situe au quotidien auprès du malade. L'infirmière confie des actes de soins infirmiers dans le cadre de son rôle propre aux auxiliaires de puériculture et aides-soignantes.

Elle garde l'initiative de ces soins dont elle demeure responsable.

L'organisation des soins avec la répartition d'un nombre de malades par équipe infirmière et aide-soignante renforce la collaboration dans la décision de soins et l'action au quotidien. La collaboration doit être un temps partagé dans la transmission de l'information, dans la décision de soins et l'action. Les autres professionnels de santé (kinésithérapeutes, diététiciennes...) seront appelés à collaborer en fonction des besoins spécifiques du malade.

Une question actuelle est : « Comment décloisonner les structures de soins ? » De nombreux thèmes peuvent fédérer les acteurs de soins, qu'ils soient hospitaliers ou extra-hospitaliers. Le premier élément est le dossier du malade, demain dossier de santé, qui est le pivot vers lequel convergent l'information et l'activité de chacun. Il favorise ainsi la rencontre de tous les acteurs en les incitant à développer leur complémentarité et à participer à la construction du système d'information au profit du malade.

Un autre élément peut être l'évaluation. L'article L. 6113-2 du Code de la santé publique fait obligation aux établissements de santé publics et privés de mettre en place un dispositif d'évaluation. L'évaluation des pratiques professionnelles et des modalités d'organisation de la prise en charge globale des malades est très précisément visée dans l'article suivant L. 6113-3 qui définit la procédure d'accréditation des établissements de santé et les référentiels qui l'accompagnent.

Quelle belle opportunité pour inciter toutes les professions à travailler ensemble !

Il existe chez les infirmières une véritable culture de la qualité et de l'évaluation ainsi que des outils et une organisation capables de développer les recherches dans un esprit d'assurance qualité.

La meilleure organisation des soins prendra en compte toute la dimension de la pratique infirmière en cohérence avec les autres acteurs de soins. Il est aujourd'hui une dimension insuffisamment prise en compte, aussi bien dans l'organisation du travail que dans l'organisation des soins : c'est la dimension relationnelle et d'accompagnement.

Les soins relationnels et d'accompagnement, un domaine à promouvoir. – Tout soin infirmier, qu'il soit de la décision autonome de l'infirmière, ou sur prescription médicale, en collaboration avec tous les acteurs, s'inscrit dans une interrelation. Il faut différencier la dimension relationnelle inhérente à tout soin, du processus relationnel lui-même qui devient le contenu du soin. Le législateur a octroyé aux infirmières la possibilité de mettre en œuvre ce type de soin dans le cadre de leur rôle propre : aide et soutien psychologique, relation d'aide thérapeutique...

Les personnes soignées sont demandeurs d'informations, de conseils et de soutiens. La durée moyenne de séjour en institution de soin est de plus en plus courte, la programmation des examens complémentaires s'accélère, l'usager se sent désorienté, d'où l'importance de la dimension relationnelle de l'infirmière dans l'accompagnement du malade durant son séjour.

Le contenu des soins relationnels n'est pas une simple conversation, ni une interview.

La relation commence par l'observation, l'écoute : l'infirmière qui a une bonne connaissance d'elle-même, de sa fonction, de certains concepts théoriques sur lesquels s'appuie sa pratique prendra soin de la personne, c'est-à-dire l'accompagner, l'aider à se prendre elle-même en charge. L'action de l'infirmière porte sur la personne et son environnement afin de l'aider à identifier ce qui pose problème et à utiliser ses ressources internes. L'infirmière essaye de trouver des réponses satisfaisantes en facilitant l'expression du vécu de la personne soignée, dans le cadre de la démarche de soin.

La relation d'aide est un moment privilégié entre le soignant et le soigné où se créent des liens de confiance. C'est une des motivations évoquées par les futures étudiantes infirmières lors de leur entretien de sélection « choix d'une profession à relation humaine ». Le développement des soins relationnels permet à l'infirmière de renforcer les valeurs humanistes qui fondent son engagement professionnel. Le malade se prend en charge, augmente ses capacités à réagir.

Cette dimension de soins est une nécessité pour améliorer la qualité et c'est aussi un enjeu formidable pour la profession en créant une dynamique et une évolution des soins infirmiers.

Chapitre II

CONSTRUCTION DE LA PROFESSION ET IDENTITÉ PROFESSIONNELLE

I. – La formation et l'apprentissage professionnel

Les différents programmes d'enseignement, de vingt-deux mois à trente-six mois en soixante-dix ans. – Les bases de la construction du savoir infirmier trouvent leur assise dans les différents programmes d'enseignement. L'analyse des programmes des soixante-dix dernières années permet de repérer l'évolution de cette construction.

La progression de la définition de l'infirmière observée dans l'introduction, le changement dans la conception des soins infirmiers évoquée dans le chapitre I nous conduisent à constater l'adaptation nécessaire de l'enseignement infirmier au travers des différents programmes, pour répondre aux besoins de soins des malades et à la qualité des prestations infirmières.

– La création du brevet de capacité professionnelle (1er diplôme, décret du 27 juin 1922) justifie le premier programme d'enseignement par l'arrêté du 24 juin 1924, fixant les programmes types des écoles d'infirmières de l'État français (*JO* du 14 septembre 1924).

La formation dure vingt-deux mois, formant deux types de professionnelles, les infirmières hospitalières et les infirmières visiteuses d'hygiène sociale, de la tuberculose et de l'enfance. Le contenu du programme de formation avec l'hygiène, la prévention, les maladies infectieuses et la protection de l'enfance est le reflet des préoccupations de la société d'alors. Dès le stage probatoire qui dure un mois au cours duquel l'élève peut être éliminé, on trouve l'enseignement de l'anatomie et de la physiologie, ainsi que du ménage, de la cuisine et la tenue de la maison. L'enseignement et les stages visent essentiellement les soins aux malades et non la pathologie, soins aux adultes, aux enfants, aux femmes et nouveau-nés dans le cadre de la médecine générale et des spécialités. Il est à remarquer la place importante des stages en milieu « contagieux » (deux mois). En termes de pathologie, seule la maladie infectieuse est nommée ; d'autres domaines sont abordés : l'hygiène, l'administration hospitalière et la morale professionnelle.

Pour l'infirmière visiteuse l'enseignement porte spécifiquement sur les notions d'hygiène et de la santé publique (tuberculose, syphilis, cancer, alcoolisme...).

L'appréciation des stages est portée sur le carnet de stage qui est examiné par le jury.

« L'examen final comprend une épreuve sur titres éliminatoire et une épreuve théorique justifiant l'attribution du Brevet », art. 2 de l'arrêté du 24 juin 1924.

– Le décret du 18 février 1938 institue des diplômes simples et supérieurs d'infirmières ou d'infirmiers hospitaliers et d'assistants ou d'assistantes du service social de l'État. Il détermine la durée des études d'infirmières hospitalières en deux ans. L'arrêté du 18 septembre 1951 fixe le programme d'enseignement théorique et pratique en vue de l'obtention des diplômes d'État d'infirmier, d'infirmière et d'assistant ou assistante du service social (*JO* du 26 septembre 1951) et les modalités de l'examen d'admission dans les écoles préparant à ces mêmes diplômes.

L'examen d'admission comprenait deux épreuves de français : une composition française sur un sujet de culture générale et une réponse par écrit à un certain nombre de questions posées à partir d'un texte. Une autre épreuve portait sur l'hygiène. Les personnes titulaires du baccalauréat de l'enseignement supérieur et du brevet supérieur de l'enseignement primaire, du diplôme de fin d'études secondaires, ou complémentaires étaient dispensées des épreuves de l'examen d'admission.

– L'arrêté du 17 juillet 1961 (*JO* du 21 juillet 1961) porte sur le programme d'enseignement exclusivement réservé aux infirmières. En effet, à partir de ce moment les deux enseignements, infirmières et assistantes sociales sont distincts.

L'enseignement, à travers des connaissances précises, permet à l'infirmière de ne pas se limiter à l'exécution matérielle des soins mais de saisir l'ensemble de son rôle. Il s'agit de former à l'esprit de synthèse avec plusieurs centres d'intérêt : d'abord l'étude de l'homme sain, de son développement physique et psychique et de la protection de sa santé, et ensuite l'enseignement de la pathologie et de la thérapeutique.

La première année était axée sur les grands processus pathologiques (l'infection microbienne et les maladies parasitaires, les traumatismes, intoxications, allergies...). Le programme de 2e année est présenté sous forme de pathologie des divers appareils (respiratoire, locomoteur...), avec des rappels d'anatomie et de physiologie, la description des moyens d'exploration, les principaux symptômes et affections. Des données générales sur le traitement, la prophylaxie et l'éducation sanitaire complètent l'enseignement théorique. L'enseignement pratique sous la rubrique « rôle de l'infirmière » se présente sous la forme de démonstration. La durée de l'enseignement est de deux ans avec un enseignement théorique de 322 heures pour la 1re année et 270 heures pour la 2e année et des stages pratiques dont un mois de stage à temps complet et quinze nuits de veille, pour préparer la future infirmière à l'activité professionnelle.

Ce programme forme l'infirmière à l'évolution des sciences et des techniques médicales. Collaboratrice du médecin, l'infirmière est essentiellement technicienne ; cette formation accompagne toute l'évolution technologique du monde hospitalier (réforme des études médicales en 1958) avec l'entrée des sciences fondamentales, les avancées des investigations à visée diagnostique, le développement du champ thérapeutique. L'infirmière se situe avec les autres techniciens dans l'environnement technicisé du monde de la santé à l'hôpital dans les années 1960.

– L'arrêté du 5 septembre 1972 (*JO* du 7 septembre 1972) présente un programme d'une durée de 4 080 heures qui comprend les heures d'enseignement théorique, de stage et de travail personnel.

Le début de cet enseignement est ancré sur la santé, la notion de service infirmier, les méthodes de travail, l'introduction aux soins infirmiers. L'infirmière est pour la première fois considérée comme éducatrice de santé, avec l'apparition dans un texte réglementaire du terme « service infirmier », en tant que prestation spécifique de l'infirmière. « Elle assure la responsabilité de l'ensemble des soins infirmiers... au sein de la société, elle contribue à identifier et à répondre aux besoins de santé des personnes et des groupes. »

Les soins infirmiers sont dès à présent identifiés en tant que tels, alors que l'exercice infirmier est toujours sous la dépendance exclusive du corps médical (arrêté du 6 janvier 1962 avec la liste des actes médicaux pouvant être exécutés par des médecins et par des auxiliaires médicaux). Ce programme contribue à former des professionnels polyvalents avec un apprentissage spécifique des soins infirmiers en fonction de la pathologie des différents appareils. Dans une des périodes d'enseignement, l'apprentissage est centré sur la famille, les personnes âgées et le couple mère-enfant. L'élève infirmière est progressivement amenée à prendre conscience de l'environnement du travail et de la structure de la profession. Les mouvements sociaux de 1968 ne sont sans doute pas étrangers à l'émergence de l'autonomie professionnelle qui se dessine dans ce programme d'enseignement.

Parallèlement, l'arrêté du 16 février 1973 relatif à la formation professionnelle du personnel soignant de secteur psychiatrique précise la formation préparant au diplôme d'infirmier ou d'infirmière de secteur psychiatrique. Cet arrêté fut modifié en 1979-1980 et enfin par l'arrêté du 25 juin 1982 (*JO* du 1er octobre 1982). L'exercice infirmier qui découle de cet enseignement était alors strictement limité aux secteurs psychiatriques et personnes âgées.

– L'arrêté du 12 avril 1979 (*JO* du 14 avril 1979) prend appui sur l'Accord européen concernant l'instruction et la formation des infirmières, conclu à Strasbourg le 25 octobre 1967 et la directive de la CEE du 27 juin 1977 visant la coordination des dispositions réglementaires et administratives concernant les activités de l'infirmière responsable des soins généraux, déjà en filigrane dans le programme de 1972. Il sera publié au *Journal officiel* de la République française par le décret n° 75-73 du 30 janvier 1975 (*JO* du 7 février 1975).

Cet accord européen définit les normes minimales pour l'instruction et la formation des infirmières avec en préalable une définition de l'infirmière en soins généraux. Il est inscrit la dispense de soins infirmiers compétents, l'observation des situations, la formation et l'encadrement du personnel auxiliaire. Les recommandations fixent les conditions d'instruction minimales avant l'entrée en formation (dix années d'enseignement général, au minimum 17 ans d'âge). L'accord fixe également la durée et le contenu du programme d'enseignement infirmier c'est-à-dire 4 600 heures. Les terrains de stage doivent être proposés par le directeur de l'école et agréés dans chaque pays par l'autorité compétente.

Le programme de formation de 1979 prend également appui sur la loi du 31 mai 1978 conférant à l'infirmière une zone d'autonomie au travers de son rôle propre.

Le but général du programme est « l'apprentissage des soins infirmiers au sens large du terme. Il prépare la future infirmière à donner des soins infirmiers en fonction du rôle propre qui lui est dévolu et sur prescription ou conseil médical. Il la prépare à participer à différentes actions notamment en matière de prévention, d'éducation de la santé et de formation ou d'encadrement ».

La formation passe à 4 640 heures. Elle est centrée sur la personne humaine, les groupes humains, le concept santé au niveau individuel et collectif, les soins infirmiers. Les stages cliniques sont des expériences d'apprentissage représentant 50 % du temps de formation.

On peut remarquer que la première année aborde l'homme et son environnement (500 heures) et les généralités dans le domaine des soins infirmiers (200 heures). L'origine de la vie, l'anthropologie culturelle, les besoins fondamentaux, les données anatomiques physiologiques et psychosociologiques font partie du premier enseignement. Sont également étudiés la santé de l'homme et des groupes, et l'état sanitaire de la France. Le service infirmier est à nouveau largement abordé avec les dimensions des soins infirmiers (éducative, préventive, de maintenance, curative et de réhabilitation). La démarche de soin, déjà introduite en France depuis quelques années à partir d'un modèle nord-américain, se trouve légitimée dans la pratique par l'apprentissage de cette démarche de soins que l'on trouve décrite dans le programme d'enseignement avec toutes ses étapes classiques. Les deux autres années sont axées sur l'apprentissage des soins infirmiers en regard des pathologies. L'organisation du travail, la législation hospitalière et la préparation à l'encadrement des élèves infirmières sont enseignées tout au long de la formation. À la fin de la scolarité, l'enseignement du futur professionnel sera complété par des notions d'économie de la santé, par une approche communautaire et tous les modes d'exercice infirmier, avec les statuts et conventions des différents secteurs d'activité.

– L'année 1992 marque une étape importante dans la profession infirmière. Les professionnels ont longtemps travaillé à l'unicité de la fonction dans les deux secteurs, soins généraux et soins psychiatriques. Le décret n° 92-264 du 23 mars 1992 relatif aux études conduisant au diplôme d'État d'infirmière (*JO* du 25 mars 1992) prévoit un arrêté qui déterminera les conditions d'attribution du diplôme d'État aux personnes titulaires du diplôme d'infirmier de secteur psychiatrique. Il fixe la durée des études à trois ans, 4 760 heures, il remplace les mots « élèves », et « écoles d'infirmières » par les mots « étudiants » et « centres de formation en soins infirmiers ». Cette dernière appellation est modifiée par le décret du 5 juin 1992 en « instituts de formation en soins infirmiers ». Le diplôme d'État est un diplôme unique pour tous les secteurs d'activité, soins généraux et psychiatriques.

L'arrêté du 23 mars 1992 annonce le programme des études conduisant au diplôme d'État infirmier, avec comme objectif de former : « Un infirmier apte à répondre aux besoins de santé d'un individu ou d'un groupe. Un infirmier polyvalent apte à dispenser des soins infirmiers prenant en compte l'ensemble des problèmes... qui frappe une personne. L'infirmier doit faire participer l'individu ou le groupe en prenant en considération leur dimension culturelle et leur personnalité. Un infirmier bénéficiant d'une meilleure reconnaissance sociale grâce à son savoir lui permettant d'affirmer une réelle professionnalisation. » « Les principes pédagogiques reposent sur le développement de la créativité et de la faculté d'adaptation... l'importance accordée à la responsabilisation de l'étudiant pour lui permettre tout au long du cursus d'étude d'élaborer son projet professionnel, le renforcement des sciences humaines... l'articulation de la formation autour des connaissances professionnelles... la cohérence entre les objectifs de formation, les principes pédagogiques et les pratiques professionnelles... le suivi pédagogique basé sur l'accompagnement... »

Ce programme intègre la définition de l'exercice infirmier, et des soins infirmiers.

Les principaux changements portent d'une part sur une formation unique qui permet l'exercice dans tous les secteurs d'activité, avec une augmentation de l'enseignement de la psychiatrie et une diminution des contenus dans le domaine de la pathologie, d'autre part un développement net de la dimension de santé publique et des soins infirmiers auprès des personnes âgées. L'étudiant participe à sa formation, par l'élaboration de son projet professionnel, et de travaux de recherche.

Cette évolution dans le programme d'enseignement est significative d'une évolution des pratiques infirmières en réponse aux besoins de soins de la société. L'arrêté du 6 novembre 2001 modifie les textes relatifs au programme des études conduisant au diplôme d'État infirmier : les conditions d'admission, les épreuves, la durée de formation, l'allongement de la durée totale des stages, les indemnités de stages et de transport, les modalités d'évaluation.

L'enseignement et l'apprentissage professionnels sont organisés par les infirmières. Elles sont responsables de la formation de leurs pairs.

Un nouveau programme est prévu pour le mois de septembre 2009, l'arrêté est en cours de signature. La formation de trente-huit mois depuis 1992 va être réduite à trente-quatre mois, la durée des études de 4 760 heures depuis 1979 (directives européennes) se retrouve avec 4 200 heures dont 12 % de temps personnel. Les compétences se développent-elles avec une diminution du temps de formation ?

II. – Exercice infirmier et pratique quotidienne

- *Réglementation et intervention infirmière*
- *Déontologie infirmière*
- *Démographie et mode d'exercice*
- *Carrière professionnelle*

La réglementation infirmière a moins de trois quarts de siècle. – Avant une réglementation infirmière spécifique, il est possible de situer l'activité infirmière comme auxiliaire médicale en 1948. Un arrêté paru au *Journal officiel* du 9 janvier 1948 définit les « actes médicaux pouvant être exécutés par un auxiliaire médical qualifié ».

L'article premier précise que ces actes peuvent être « exécutés par un auxiliaire médical qualifié sur prescription quantitative et qualitative du médecin sans la présence de celui-ci ». Il comprend les ventouses, les injections intramusculaires... les pansements simples... les lavements... L'article 2 précise que le médecin doit s'assurer personnellement de la compétence de l'auxiliaire médicale à qui certains actes peuvent être confiés tels que : l'injection intraveineuse, prise de sang, sondages et tubages, l'alimentation par sonde et la prise d'électrocardiogramme... L'article 3 décrit une liste d'actes non exhaustive ne pouvant être exécutés que sous la responsabilité et la surveillance des médecins. Il s'agit plus particulièrement des actes d'électrophysiothérapie et d'anesthésie.

L'auxiliaire médicale qu'est l'infirmière, est autorisée à accomplir certains actes médicaux, sur prescription médicale, et d'autres actes après validation des compétences, enfin, sous la responsabilité et surveillance des médecins.

– L'arrêté du 6 janvier 1962 (*JO* du 1er février 1962) ne fait pas de distinction entre les différents professionnels, comme l'indique son titre :

« Liste des actes médicaux pouvant être exécutés par des médecins ou pouvant être pratiqués également par des auxiliaires médicaux ou par des directeurs de laboratoires d'analyses médicales non médecins. » De nombreux textes vont par la suite compléter cet arrêté jusqu'en 1975. La présentation des actes médicaux pouvant être exécutés par des auxiliaires est surprenante, d'une part sur le plan de la responsabilité et d'autre part sur le plan de l'exercice professionnel spécifique. Par exemple, l'article 3 de l'arrêté du 6 janvier 1962 comme en 1948 définit des actes sous la responsabilité et la surveillance des médecins, pour différents professionnels, il est fait mention de six titres d'actes dont : « les perfusions intraveineuses, les élongations vertébrales, l'emploi de rayons X, l'anesthésie générale... ». Dans l'article 4 parmi une liste limitative d'actes, la prise de tension artérielle est confiée, sur prescription qualitative et quantitative du médecin, à des auxiliaires médicaux qualifiés. Il est à noter qu'en 1948 ce même acte de prise de tension artérielle était effectué strictement par les médecins.

La fin de l'arrêté concerne plus précisément les directeurs de laboratoires d'analyses.

– La loi du 31 mai 1978, n° 78-615 (*JO* du 1er juin 1978) marque un virage radical et une ouverture considérable dans l'exercice de la fonction infirmière. Elle modifie en effet la définition de l'infirmière en introduisant un rôle propre infirmier conférant à ce professionnel une autonomie dans l'exercice (art. L. 473 du Code de la santé publique). Cette loi va également modifier un autre article du Code de la santé (L. 372) relatif à l'exercice illégal de la profession de médecin. De ce fait il était évident qu'un décret relatif à l'exercice de la profession d'infirmière devait permettre l'application de cette loi.

Ainsi, la fonction infirmière se situe à la fois sur prescription médicale et dans le cadre du rôle propre, donc à l'initiative de l'infirmière, engageant ainsi son entière responsabilité. De plus, cette définition étend la fonction à la formation, l'encadrement, l'éducation et la prévention en matière de santé et d'hygiène.

Après la définition de la fonction infirmière dans l'article premier qui est toujours en vigueur, il fallait définir les soins infirmiers, c'est-à-dire la description de l'activité infirmière.

Quatre décrets se sont succédé en 1981, 1984, 1993, 2002. La construction de ces décrets est identique, comprenant la définition des soins infirmiers, la description du rôle propre et les soins infirmiers s'y référant, puis les soins infirmiers sur prescription médicale et les soins infirmiers à effectuer en présence d'un médecin pouvant intervenir à tout moment.

Le décret du 11 février 2002 situe précisément les situations de soins pour ce qui concerne la collaboration avec l'aide-soignante dans le cadre de protocoles de soins infirmiers (art. 3) comme les situations de soins sur prescriptions médicales et protocoles écrits (art. 6). Il est ajouté un article 7 sur les traitements antalgiques à partir de protocoles préétablis intégrés dans le dossier de soins. La présence du médecin est confirmée : « l'infirmier participe à la mise en œuvre par le médecin des techniques suivantes » (art. 9). Il est également ajouté (art. 10) des actes spécifiques relevant de l'exercice exclusif des infirmières anesthésistes. Les articles visant les infirmiers spécialisés (art. 11 et 12) ne font pas référence à un exercice exclusif. On retrouve dans les décrets la notion d'urgence en l'absence immédiate d'un médecin, où l'infirmière peut mettre en œuvre des protocoles écrits de soins d'urgence déterminés au préalable par un médecin responsable. Enfin, ces décrets abordent d'autres secteurs d'activité où l'infirmière « propose, organise, ou participe à des actions » de formation des personnels, de recherche dans le domaine des soins infirmiers, d'encadrement des stagiaires...

La fonction infirmière est bien repérée, il ne s'agit plus d'actes médicaux pouvant être exécutés par des auxiliaires. L'appellation est précise, il s'agit de soins infirmiers, soit dans le cadre du rôle propre infirmier, soit sur prescriptions médicales écrites, datées et signées, en présence ou non du médecin. À travers ces textes, la notion de santé publique est perçue en filigrane. En 1981 les soins infirmiers sont dispensés à la personne soignée, en 1984 la notion d'entourage apparaît et en 1993 les soins de santé primaires et communautaires sont introduits et s'ouvrent aux groupes de personnes. En 2002 apparaît la notion de qualité, de surveillance des risques, dépistage et éducation dans une pratique en réseau.

Certains actes de soins infirmiers tels que la ventouse scarifiée, le sinapisme ou le cataplasme avaient leur place à une certaine époque de la thérapeutique ; ils disparaissent de la réglementation et d'autres actes font leur apparition en lien avec l'évolution des techniques médicales, tels que le prélèvement de sang artériel pour gazométrie, la mesure de la pression veineuse centrale... D'autres actes qui étaient exécutés par le médecin ou sur prescriptions médicales deviennent des actes du rôle propre, par exemple la tension artérielle.

Ces textes réglementaires décrivent dans le cadre du rôle propre, la part d'initiative de l'infirmière dont elle assume l'entière responsabilité. Enfin, pour la première fois, il est précisé réglementairement que l'infirmière est habilitée à poser un diagnostic infirmier. « L'infirmier a compétence pour prendre les initiatives qu'il juge nécessaires et accomplir les soins indispensables. Il identifie les besoins du patient, pose un diagnostic infirmier, formule les objectifs de soins, met en œuvre les actions appropriées et les évalue. »

Depuis l'origine de la réglementation infirmière, les différentes situations où l'infirmière intervient sont décrites précisément :

« ART. 8. – L'infirmière est habilitée à accomplir sur prescription médicale écrite qualitative et quantitative, datée et signée, les actes ou soins infirmiers suivants à condition qu'un médecin puisse intervenir à tout moment... »

« ART. 9. – L'infirmière participe à la mise en œuvre par le médecin des techniques suivantes : (...) ».

Cette réglementation s'applique à tous les modes d'exercice infirmier, dans tous les secteurs d'activité. Elle répond à des objectifs de qualité de soins et de sécurité des patients et du personnel. Elle clarifie les situations de soins et les rapports médecin/infirmière, elle doit être acceptée par les professionnels comme sécurisante, garantissant un exercice infirmier dans les meilleures conditions. Cette réglementation française est observée avec intérêt par les infirmières européennes et nord-américaines.

Cependant cet avantage confère des obligations.

– Les médecins sont dans l'obligation de dater et signer leurs prescriptions, quel que soit le support, pour que l'infirmière ne soit pas en défaut dans l'exercice de sa pratique. L'infirmière peut refuser d'exécuter un soin mal prescrit.

– Les infirmières sont dans l'obligation d'intégrer dans leur pratique quotidienne la dimension réglementaire de ces textes. Elles engagent leur responsabilité en cas de manquement, plus particulièrement dans le cadre du rôle propre, et dans certaines situations de soins avec le médecin.

– Les gestionnaires d'établissement de soins ont l'obligation de constituer des équipes qualifiées pour répondre au mieux à la qualité des soins et à la sécurité des personnels et des patients.

La profession se dote d'une déontologie infirmière. – Une Commission de déontologie créée en 1962 a travaillé jusqu'en 1966 à un projet de règles professionnelles.

Mlle Jeanne Martin, alors présidente de l'ANFIIDE[1], le

1. Association nationale des infirmiers et infirmières diplômés et élèves.

8 mai 1962 propose à deux autres associations professionnelles, l'UCSS[1] et l'UNCASH[2], de participer avec M. Blondel, conseiller d'État, et le Dr Villey, vice-président de l'Ordre des médecins, à une Commission d'élaboration d'un Code de déontologie pour les infirmières.

En octobre 1965, après l'élaboration de plusieurs propositions, cette commission propose un projet plus structuré avec quatre chapitres :

- l'infirmière devant ses responsabilités professionnelles ;
- l'infirmière et ses relations avec le corps médical et les professions paramédicales ;
- l'infirmière dans ses relations de confraternité ;
- l'infirmière et la vie civique et sociale.

En 1971, la Fédération nationale des infirmières (FNI) a déposé également un projet au ministère de la Santé. Le Comité infirmier permanent de liaison et d'étude (CIPLE) regroupant la majorité des professionnels présente un projet en 1973 qui sera suivi par d'autres en 1976-1977... venant de différentes associations : Association nationale française des infirmières et infirmières diplômées et élèves (ANFIIDE) et Comité d'entente des écoles d'infirmières et écoles de cadres (CEEIEC)...

Après les programmes d'enseignement et la réglementation relative à l'exercice infirmier, une fois de plus on constate l'engagement des associations professionnelles pour la construction d'une déontologie infirmière.

Le processus de professionnalisation est inscrit dans les textes. La nouvelle définition de l'infirmière contenue dans la loi du 31 mai 1978 confère une zone d'autonomie dans l'exercice infirmier. Cette autonomie entraîne le législateur à définir le 12 juillet 1980 de nouvelles dispositions dans le Code de la santé publique relatives à l'exercice de la profession d'infirmières. C'est cette loi du

1. Union catholique des services sociaux et de santé.
2. Union nationale des catholiques des services hospitaliers.

12 juillet 1980, n° 80-527 (*JO* du 13 juillet 1980) qui annonce entre autres les règles professionnelles.

La profession a toujours voulu se doter d'un Code de déontologie suivant le modèle du Conseil international des infirmières (CII). Sur le plan international, les infirmières réunies à São Paulo (Brésil) en juillet 1953 ont adopté un Code international de déontologie pour les infirmières. Il a été révisé à plusieurs reprises ; la dernière version date de 2000.

Il est important de rappeler que la France, membre du Conseil international des infirmières, n'avait pas d'obligation de reprendre dans sa réglementation le Code international de l'infirmière : « Principes déontologiques appliqués aux soins infirmiers 1973. »

Ces principes déontologiques rappellent les quatre responsabilités essentielles de l'infirmière : promouvoir la santé, prévenir la maladie, restaurer la santé, soulager la souffrance. Ces thèmes se retrouvent dans la définition des soins infirmiers de la réglementation française.

Dans le Code international, le respect de la vie, la dignité humaine et les droits de l'homme font partie intégrante des soins infirmiers. Ces éléments vont également être repris dans le texte des règles professionnelles françaises avec le découpage suivant :

- l'infirmière et l'individu ;
- l'infirmière et l'exercice de soins infirmiers ;
- l'infirmière et la société ;
- l'infirmière et ses collègues ;
- l'infirmière et la profession.

Un autre Code de déontologie a été élaboré par le Comité international catholique des infirmières et assistantes médico-sociales (CICIAMS) dans l'année 1972. Il part du principe fondamental que la vie et la santé « font partie des biens les plus précieux de l'homme », il donne un rôle élevé à l'infirmière qui collabore à la protection de la vie, au soulagement de la souffrance et à la promotion de la santé. Ce Code développe des valeurs morales fondamentales et des valeurs chrétiennes.

Parallèlement les infirmières françaises ont observé le Code de déontologie de l'Association des infirmières du Canada, adopté depuis 1955. Il a subi diverses modifications entre 1980 et 1984, il est réactualisé tous les cinq ans pour rester conforme aux nouveaux besoins et aux nouvelles valeurs qui caractérisent la profession et la société. Ce Code renferme divers éléments destinés à aider l'infirmière, il précise les valeurs qui définissent la bonne direction, les normes sont les obligations morales découlant de la profession, les limitations définissent les circonstances dans lesquelles les valeurs ou les normes ne sauraient s'appliquer. L'ensemble du Code est présenté sous quatre rubriques : le client, l'équipe de santé, le cadre social de la profession, les responsabilités collectives de la profession.

C'est ainsi que les infirmières françaises ont ébauché, avec tous ces modèles, de nombreux projets présentés au ministère de la Santé, respectant aussi le Code de déontologie médicale (décret n° 95-1000 du 6 septembre 1995, *JO* du 8 septembre 1995), auxquels tous les médecins sont soumis et qui comportent les chapitres suivants :

- Devoirs généraux envers les médecins ;
- Devoirs envers les patients ;
- Rapport des médecins entre eux et avec les membres des autres professions de santé ;
- De l'exercice de la profession ;
- Dispositions diverses.

Le dispositif était en place depuis 1980, avec les modèles de référence et la volonté du législateur, par la loi du 12 juillet 1980. Il faudra attendre le 16 février 1993 pour voir l'application réglementaire de l'article L. 4312 du Code de la santé publique, par décret en Conseil d'État. On peut s'interroger sur la durée d'élaboration de ce décret d'application... Les associations ont travaillé sur ce sujet pendant trente ans, et entre la loi et un des décrets d'application treize années se sont écoulées...

Le décret n° 93-221 du 16 février 1993 (*JO* du 18 février 1993) relatif aux règles professionnelles des infirmières et infirmiers a une portée multiple :

- arrêter les grands principes de base de la pratique infirmière ;
- clarifier les activités infirmières salariées et libérales dans un cadre déontologique ;
- servir de guide pour apprécier le comportement professionnel d'une infirmière ;
- aider le travail de la commission régionale de discipline en cas de manquement aux obligations professionnelles (art. L 482-1).

Le texte se décompose, à partir du 29 juillet 2004, décret n° 2004-802, en trois sections :

Section I : Dispositions communes à tous les modes d'exercice :

- devoirs généraux ;
- devoirs envers les patients.

Section II : Infirmiers ou infirmières d'exercice libéral

- devoirs généraux ;
- devoirs envers les patients ;
- devoirs envers les confrères ;
- conditions de remplacement.

Section III : Infirmiers ou infirmières salariés

En filigrane, on retrouve des dispositions communes à tous les modes d'exercice, c'est-à-dire : le positionnement du cadre juridique de la profession, les règles de probité, la définition de la mission infirmière, l'éthique, la qualité des soins.

Le texte des règles professionnelles est un guide de l'action individuelle basé sur des valeurs. Les règles professionnelles définissent et précisent les principes moraux et sous-tendent la démarche éthique de l'infirmière en lien avec les besoins de la société. Elles favorisent la défense des usagers, des professionnels, préviennent les malentendus, offrent une garantie de qualité des prestations. Elles situent l'activité infirmière dans un cadre précis et complètent les dispositions déjà prises dans les autres textes législatifs et réglementaires.

La profession infirmière est la première profession non prescriptrice qui bénéficie de règles professionnelles parmi les professionnels de santé.

L'application des règles professionnelles est effective depuis le 16 février 1993. Ce dispositif verra son effet disciplinaire avec la parution du décret d'application concernant la mise en place « dans chaque région sanitaire d'une commission de discipline devant laquelle seront poursuivis les infirmiers et infirmières qui auront manqué à leurs obligations professionnelles » (art. L. 482-1). La particularité de cette commission régionale de discipline se trouve dans la participation de quatre assesseurs infirmiers auprès du président, magistrat du tribunal administratif. L'infirmière devient « juge » parmi ses pairs.

On s'est interrogé sur les treize années d'attente entre la loi et la publication des règles professionnelles, on peut s'interroger maintenant sur la non-conclusion de ce dispositif.

Il était temps de remettre un peu d'ordre dans tous les textes. Aussi, le décret n° 2004-802 du 29 juillet 2004 relatif aux parties IV et V (dispositions réglementaires) du Code de la santé publique et modifiant certaines dispositions de ce code, dans le livre III auxiliaires médicaux, titre 1er profession d'infirmier ou d'infirmière, chap. 1er exercice de la profession, reprend les principaux textes de la profession :

- section 1 : les actes professionnels ;
- section 2 : les personnes autorisées à exercer la profession ;

– section 3 : les diplômes de spécialité :

- paragraphe 1 : diplôme d'État d'infirmier de bloc opératoire,
- paragraphe 2 : diplôme d'État d'infirmier anesthésiste,
- paragraphe 3 : diplôme d'État de puériculture ;

Au chapitre II, les règles professionnelles.

Démographie infirmière et modes d'exercice. – En moins de quarante ans, l'ensemble du personnel infirmier a quadruplé.

La densité infirmière, pour 100 000 habitants est passée de 177,8 infirmières à 730 ce qui dénote une meilleure prise en charge de la santé publique en France par ce personnel. La population infirmière s'est constituée au fur et à mesure de la délivrance des diplômes d'État.

En 1957, 4 543 diplômes ont été délivrés. En 1978, la délivrance des diplômes d'État a considérablement augmenté jusqu'à 18 000 diplômes dans l'année. Actuellement, elle est passée à 30 000.

Évolution des effectifs et densité du personnel infirmier

	1954	*1964*	*1974*	*1984*	*1992*	*1er janvier 2004*
Population (milliers)	43 228	48 562	52 600	55 157	57 415	59 342
Ensemble des personnels infirmiers ([1])	76 876	121 000	187 531	286 162	320 505	437 525
Densité pour 100 000 habitants	177,8	249,2	356,5	518,8	558,2	730
Infirmières diplômées d'État	43 211	78 841	124 231	226 198	261 525	
Densité pour 100 000 habitants	100	162,4	236,2	410,1	455,5	

([1]) Infirmières diplômées d'État, autorisées, psychiatriques. Tableau effectué par les auteurs à partir des sources INSEE et du ministère des Affaires sociales, de la Santé et de la Ville. DRESS (Direction de la recherche, de l'évaluation et des statistiques).

Ce phénomène s'explique par les événements sociologiques et économiques qui ont ponctué plus particulièrement les années 1968-1975, avec le développement des technologies médicales, l'amélioration des conditions de travail, avec deux jours de repos hebdomadaires... entraînant une augmentation du besoin des effectifs, donc du nombre d'infirmières en formation.

On peut dire ainsi qu'il existe une régulation du quota de formation en fonction des besoins de la population, mais qui n'est pas anticipée.

C'est encore la loi du 12 juillet 1980, art. 510-9, déjà citée qui va introduire une régulation de la démographie infirmière par l'introduction de quotas fixés annuellement. Les promotions de l'année 1983 aboutissent à 13 240 diplômes d'État délivrés, et pour l'année 1993, le nombre de places dans les instituts de formation en soins infirmiers a été de 18 744, afin de répondre à des besoins nouveaux (structures de soins extra-hospitalières, prise en charge de pathologies nouvelles...).

Les services statistiques du ministère de la Santé indiquent que 371 072 diplômes d'État ont été délivrés en trente-cinq ans, de 1958 à 1993, ce qui représente sensiblement la durée d'une carrière.

Les statistiques de 1992 sur l'activité des infirmières en France démontrent que 70 % des infirmières diplômées d'État sont effectivement en activité, soit 261 525. Ces mêmes statistiques intégrant les infirmières psychiatriques (58 980) portent le nombre d'infirmières en activité à 320 505, soit 82 % d'infirmières diplômées d'État et 18 % d'infirmières psychiatriques.

Dans le secteur salarié, au 1er janvier 2004, il est possible de repérer divers lieux d'exercice ; le plus important est représenté par l'hôpital public : 55 % des infirmières salariées. Pour les hôpitaux privés le pourcentage est de 18 %, se répartissant dans deux secteurs : le privé participant au service public, avec 6 % des salariés, et 12 % dans les autres secteurs privés. On retrouve des infirmières enseignantes dans les instituts de formation en soins infirmiers à raison de 1 % de la totalité des infirmières salariées. Dans les établissements sociaux pour personnes handicapées et les établissements d'hébergement pour personnes âgées, l'effectif infirmier représente 6 % des infirmières salariées ; 6 % sont employées dans d'autres secteurs : médecine du travail, protection maternelle et infantile, direction départementale des affaires sanitaires et sociales, Éducation nationale, centres de soins, etc. (Source DRESS, répertoire ADELI).

Outre ces secteurs d'activités, d'autres champs s'ouvrent aux infirmières : les services de l'armée, l'action humanitaire et les organisations non gouvernementales, certaines associations gérant des dispensaires et centres de soins...

L'activité libérale est un secteur très développé en France, avec 67 871 infirmières libérales au 1er janvier 2007.

L'arrêté du 13 avril 2007 fixe la liste des dispositifs médicaux que les infirmières sont autorisées à prescrire. Voilà enfin les prescriptions infirmières tant attendues.

La nomenclature générale des actes professionnels, par l'arrêté du 12 octobre 2000 actualisé le 28 juin 2002 et le 18 février 2003 détermine une liste d'actes de soins de pratiques courantes et soins spécialisés correspondant à une tarification.

Quel que soit le secteur d'activité, toutes les infirmières sont soumises à la réglementation professionnelle infirmière relative aux actes professionnels et aux règles professionnelles. La France, comme tous les autres pays au niveau international, vit la pénurie des infirmières. Plusieurs causes l'expliquent et le manque d'anticipation l'aggrave : l'amélioration et la réduction du temps de travail du personnel (ARTT), les départs en retraite, les contraintes hospitalières, la réduction des séjours hospitaliers, l'allongement de vie...

Le déroulement de carrière des infirmières se diversifie. – Au fil des temps, les techniques médicales ont entraîné l'évolution des soins infirmiers faisant aussi émerger la nécessité de développer des spécialisations dans trois disciplines : la pédiatrie, l'anesthésie-réanimation, le domaine des techniques opératoires.

La première spécialisation, la pédiatrie, est orientée vers les soins aux enfants : c'est la création du diplôme d'État de puéricultrice par le décret n° 47-1544 du 13 août 1947 (*JO* du 20 août 1947). Cette création correspond à la politique sanitaire et sociale de la France après la Seconde Guerre mondiale, en plein développement de la protection maternelle et infantile. L'évolution des connaissances et des compétences, de la politique de santé en matière de prévention et d'éducation ont amené les puéricultrices à assumer des responsabilités de plus en plus importantes. La fonction s'étend dans toutes les dimensions d'éducation, de relation, dans des secteurs de plus en plus diversifiés : la famille, le milieu hospitalier et toutes les structures d'accueil de l'enfant. Ces raisons amènent à une formation spécifique. Le dernier programme d'enseignement est présenté dans l'arrêté du 13 juillet 1983 (*JO* du 8 septembre 1983).

Les études ont une durée effective de douze mois comprenant 1 500 heures de formation dont 650 heures d'enseignement théorique et pratique à l'école, 710 heures de temps de stage, 140 heures de travaux dirigés et d'évaluation.

La deuxième spécialisation, l'anesthésie-réanimation, a été rendue nécessaire par le développement des techniques chirurgicales et anesthésiques. Dans de nombreux hôpitaux des infirmières étaient formées par des médecins à la pratique anesthésique sur le lieu de travail. Une formation spécifique a été organisée avec la création du certificat d'aptitude aux fonctions d'aide-anesthésiste par le décret du 9 avril 1960.

On relève plusieurs étapes dans l'histoire de la spécialisation au fur et à mesure des développements techniques et de l'organisation des soins, par exemple le décret n° 88-903 du 30 août 1988 (*JO* du 1er septembre 1988) étend le certificat d'aptitude aux fonctions d'infirmier spécialisé en anesthésie-réanimation. Le décret n° 91-1281 du 17 décembre 1991 (*JO* du 21 décembre 1991) transforme l'appellation « certificat d'aptitude » en « diplôme d'État d'infirmière-anesthésiste ». Il est peut-être regrettable que le diplôme d'État limite l'exercice infirmier à l'application des techniques anesthésiques et supprime le champ de la réanimation. Le dernier programme de formation en date du 20 janvier 1993 précise la durée de la formation en vingt-quatre mois : 3 505 heures dont 305 heures d'enseignement théorique, 200 heures de travaux pratiques et 3 000 heures de stages.

Enfin, la troisième spécialisation, plus récente, fut créée par le décret n° 71-388 du 21 mai 1971. L'intitulé était : « Le certificat d'aptitude aux fonctions d'infirmière de salle opératoire. »

Un décret n° 92-48 du 13 janvier 1992 (*JO* du 17 janvier 1992) porte création du diplôme d'État d'infirmière de bloc opératoire. La pratique infirmière en bloc opératoire peut se décliner en trois fonctions : l'aide opératoire, la circulante et l'instrumentiste. L'arrêté du 22 octobre 2001 relatif à la formation conduisant au diplôme d'état d'infirmier de bloc opératoire définit les missions, la direction de l'enseignement et les conditions générales d'admission. La durée de l'enseignement est fixée à dix-huit mois.

Le déroulement de la carrière infirmière se fait réglementairement selon plusieurs orientations ouvrant trois voies actuellement.

La première voie est l'exercice infirmier en soins généraux ou en psychiatrie.

La deuxième voie est l'exercice infirmier dans une spécialisation réglementée, abordée ci-dessus (bloc opératoire, puériculture, anesthésie).

Une troisième voie est offerte aux infirmières par la création d'une fonction d'encadrement et d'enseignement.

L'enseignement en école de cadres en soins infirmiers est réglementé depuis le décret n° 58-1104 du 14 novembre 1958 modifié par le décret n° 66-617 du 10 août 1966 qui crée un Certificat d'aptitude aux fonctions d'infirmière monitrice et d'infirmier moniteur (CAFIM) et un Certificat d'aptitude aux fonctions d'infirmière surveillante et d'infirmier surveillant (CAFIS) ; plus tard, le décret n° 73-822 du 7 août 1973 crée le Certificat d'aptitude aux fonctions d'infirmière cadre et d'infirmier cadre de santé publique.

Le décret n° 75-928 du 9 octobre 1975 (*JO* du 12 octobre 1975) crée un Certificat cadre infirmier (CCI). Le Certificat d'aptitude aux fonctions d'infirmière ou d'infirmier cadre de santé publique est maintenu.

Un décret n° 95-926 du 18 août 1995 (*JO* du 20 août 1995) crée un diplôme de cadre de santé, avec mention de la profession du titulaire. Le décret n° 2001-1374 du 31 décembre 2001 portant statuts particuliers du corps des cadres de santé de la fonction publique hospitalière renforce la fonction de cadre de santé. Ce texte exige pour la première fois et pour 90 % des postulants le diplôme de cadre de santé.

Ce diplôme réunit sous un même titre « cadre de santé » les différents professionnels qui gardent leur spécificité d'origine dans l'exercice de la fonction d'encadrement.

Les cadres de santé infirmiers chargés d'enseignement effectuent leur activité dans les instituts de formation en soins infirmiers, écoles de spécialisations et écoles de cadres. Ils sont responsables du projet pédagogique sur la base des programmes d'enseignement des soins infirmiers et du suivi pédagogique des étudiants.

Dans les unités de soins, les cadres de santé infirmiers ont une fonction d'encadrement au niveau des soins infirmiers, de la pratique et des personnels. Ils ont également une fonction de gestion des personnels. Ils sont responsables devant le directeur chef d'établissement de la gestion des moyens, devant le médecin chef de service de la prise en charge médicale et soignante du malade, devant le malade et sa famille de la qualité des soins et du séjour et enfin devant la profession les cadres de santé infirmiers ont une part de responsabilité dans la recherche de qualité des soins infirmiers.

La position cadre infirmier implique une dimension politique avec la participation à la philosophie, au cadre conceptuel, au projet de soins, à l'élaboration des objectifs de soins inclus dans les projets de service, de pôle. Le cadre doit préparer l'avenir, anticiper les situations, faciliter la déclinaison de la politique d'établissement. Il incite tous les acteurs de l'organisation à prendre les décisions concernant les soins. Le cadre de santé infirmier doit consolider sa fonction « managériale » tout en s'appuyant sur sa compétence d'expert en soins infirmiers. Il doit dépasser cette fonction d'expert et s'affirmer dans la fonction conseil afin de fédérer les compétences, créer des synergies, avoir une vision systémique et créer des réseaux. Responsable de la qualité et de la gestion des moyens, le cadre de santé a obligatoirement une fonction de contrôle des personnels, des pratiques et des résultats.

Le cadre passe d'une culture de procédure à une culture de projet. Pour ce faire, il intègre la culture infirmière en proposant la réflexion aux équipes qu'il encadre, sur une philosophie, un cadre conceptuel, une éthique professionnelle...

Dans le champ de la logique de projet, le cadre infirmier intègre les méthodologies et les outils. Dans la fonction « managériale », le cadre de santé infirmier participe aux plans et travaux, se positionne dans la dimension économique, gère les problèmes et les conflits, coopère avec les autres acteurs afin de promouvoir le développement des interrelations au niveau des structures horizontales.

La formation cadre permet d'acquérir des connaissances et de développer les compétences nécessaires pour donner forme aux projets et aux valeurs, pour animer les équipes mobilisant à la fois le collectif et le singulier, et pour développer une gestion basée sur la participation.

Le cadre est à la fois concepteur et opérationnel ; il crée un nouveau style en écoutant, innovant, s'adaptant, reconnaissant et responsabilisant les acteurs. Il est sans cesse dans une prospective pour bâtir, étant à la fois seul dans la décision et avec les autres. Il fait partie de l'équipe mais il est également médiateur dans la gestion des conflits.

Le 9 avril 2009 le ministre de la Santé et des Sports a installé une mission sur le rôle, la valorisation des cadres hospitaliers au sein de la gouvernance, la formation, le recrutement et l'enrichissement des parcours professionnels.

III. – L'organisation et l'autonomie professionnelle

- *Particularité : plus de 150 associations*
- *Multiplicité, légitimité, efficacité*
- *Cohésion du groupe infirmier pour une représentation nationale et internationale*

La particularité de la profession réside dans l'existence *de trop nombreuses associations.* – Les premières associations professionnelles furent créées après la Première Guerre mondiale. À l'origine, une association laïque et deux associations confessionnelles avaient des objectifs dont l'axe central était la qualité des soins et l'homme dans la société.

Pour l'ANFIIDE[1] (1924), les objectifs étaient :

- « d'assurer le meilleur soin des malades de toutes catégories ;
- « d'étudier toute question destinée à améliorer la santé publique et de stimuler dans ce sens l'effort professionnel ;
- « de soutenir les intérêts professionnels des infirmières soignantes et des visiteuses, et notamment leur préparer une aide en cas de maladie et une retraite honorable ;

1. Association nationale française des infirmiers et infirmières diplômés et élèves.

– « d'encourager la sympathie avec les infirmières de toute nationalité et de représenter les infirmières françaises dans les conseils internationaux... ».

L'UCSS[1] (1924) orientait son action sur les objectifs suivants :

– « promouvoir une réflexion chrétienne sur les problèmes humains, moraux et spirituels qui se posent aux professionnels des services de société ayant à mettre en œuvre des techniques propres à leur profession ;
– « susciter et favoriser une formation permanente, adaptée à l'évolution de ces mêmes professions ;
– « aider ses membres à approfondir leur foi à partir de leur expérience professionnelle à témoigner de l'actualité de l'Évangile ».

L'UNCASH[2] (1932), l'Union nationale des catholiques des services hospitaliers, devient en 1948 REPSA[3] ; les « Religieuses des professions de santé » avaient, pour objectifs :

– « seconder l'action des religieuses infirmières éducatrices et autres sur le plan sanitaire et social par tous les moyens appropriés (congrès, sessions d'études, publications...) ;
– « assurer la représentation des intérêts collectifs des religieuses dans le domaine hospitalier sanitaire et social ».

C'est à l'initiative de Léonie Chaptal que s'organisent les premières réunions de directrices d'écoles d'infirmières.

En 1926, le Conseil international des infirmières avait demandé à l'Association française des infirmières de créer un « Comité des études ». En 1946, celle-ci reprend l'idée et organise, par région, le groupement des écoles d'infirmières. En 1949, des directrices d'écoles, conscientes de l'utilité d'un regroupement, constituent un « Comité d'entente des écoles d'infirmières » dont les objectifs sont :

– « représenter les intérêts communs des écoles auprès des pouvoirs publics et des organismes nationaux et internationaux publics et privés ;

1. Union catholique des services sociaux et de santé.
2. Union nationale des catholiques des services hospitaliers.
3. Religieuses des professions de santé.

- « rechercher le perfectionnement des méthodes pédagogiques par tous les moyens et la documentation possible, notamment par l'étude et la mise en commun des diverses techniques de soins des malades ;
- « coordonner ces efforts en créant des liens entre les directrices, les infirmières enseignantes et les personnes qui s'intéressent à l'enseignement, les infirmières en France et à l'étranger ;
- « susciter et favoriser la coopération avec les membres des diverses professions ».

Le Comité d'entente des écoles d'infirmières s'ouvre aux écoles de cadres (CEEIEC) après 1951 et se transforme en 1993 en Comité d'entente des formations infirmières et cadres (CEFIEC).

Dès l'origine, à côté d'une structure officielle de contrôle – le Conseil de perfectionnement des écoles d'infirmières (CPEI) –, les infirmières enseignantes ont manifesté la volonté de s'organiser en structure autonome pour une meilleure harmonisation des fonctionnements et des pratiques pédagogiques.

Depuis une vingtaine d'années, le nombre d'associations professionnelles s'est accru, du fait du développement de la médecine et de la démultiplication des spécialités. Une analyse de cette situation aujourd'hui est difficile du fait de leur nombre, de la création presque mensuelle de nouvelles associations, de la mouvance des adhérents.

Pour les associations infirmières, on retrouve les différentes phases de vie associative : la naissance, le développement, la mutation. Par exemple, l'Association nationale des infirmières générales (ANIG) s'est officialisée le 5 février 1971. À l'origine elle regroupe des infirmières surveillantes générales, surveillantes chefs qui toutes exercent une fonction unique au niveau de la direction d'un établissement hospitalier. C'est une fonction nouvelle qui est justifiée par la démographie infirmière, par la nécessité de l'encadrement des soins infirmiers, par l'évolution des métiers à l'hôpital. Ces professionnels isolés dans ces fonctions uniques au niveau de l'établissement ont ressenti la nécessité de se regrouper pour étudier et promouvoir leur fonction, organiser leur formation et échanger leurs différents modes de pratique, avec un rôle prospectif, actif, constructif et représentatif. Elle est devenue l'Association française des directeurs de soins (AFDS).

De nombreuses associations infirmières se sont ainsi constituées par secteurs d'activité, par fonctions, par pathologies.

De cette multiplicité, quelle légitimité et quelle efficacité peut-on attendre ? – La France est le seul pays au monde dans le cadre du Conseil international des infirmières à avoir un nombre aussi important d'associations.

La multiplicité des associations n'entraîne pas le volume d'adhérents que l'on pourrait attendre et l'engagement professionnel de l'ensemble des infirmières ; il en est de même pour le mouvement syndical. Il traduit plutôt un enfermement spécifique étroit qui nuit à l'unité et au développement de la profession.

Ce mouvement associatif trop composite, même si la pluralité des idées est une richesse, nuit à la représentativité efficace et forte de la profession dans les temps de négociation.

La situation des infirmières correspond au paysage associatif en France. Des analyses du Centre de recherche pour l'étude et l'observation des conditions de vie (CREDOC) démontrent que les associations se multiplient avec de nombreux thèmes, par exemple : sports, associations culturelles et de loisirs, parents d'élèves, syndicats, associations confessionnelles, partis politiques, associations de consommateurs et de défense de la nature.

45,6 % des Français adhèrent à une association, soit près d'un Français sur deux[1]. Le taux d'adhésion est proportionnel aux revenus et aux diplômes. Plus on a de diplômes, plus on

1. Lettre publiée par le CREDOC, nº 78, juin-juillet 1993.

s'associe. Dans la profession infirmière, deux catégories se retrouvent le plus souvent dans les associations ; les étudiants et les cadres.

Quelles sont les raisons qui amènent les infirmières à se regrouper et à adhérer à une association ?

- attirer l'attention du groupe social sur des points non pris en charge pour porter des initiatives nouvelles, et ainsi établir des rapports entre le groupe social et le pouvoir politique ;
- être force de propositions et d'interpellations et formuler en permanence des avis ;
- avoir une pratique collective de l'action ;
- être des relais d'expression, d'échanges afin d'être acteur et participer aux décisions et ainsi contribuer au service de la santé publique rendu à la population.

L'engagement dans les actions collectives relève d'un souci d'efficacité dans la défense d'intérêts et permet le développement d'une conscience collective. Tocqueville voyait dans la validité des groupes un frein à l'excès de l'individualisme et une parade aux dangers de la centralisation administrative. Le mouvement associatif est nécessaire pour sa créativité, ses innovations, son expérience et sa critique permanente. C'est l'expression d'une population qui ne doit pas être minoritaire, c'est un relais pour réaliser une politique, adopter, modifier ou redistribuer le pouvoir.

Pour une meilleure unité dans la représentation infirmière, la profession a tenté un regroupement d'associations, en 1971 au sein du Comité infirmier permanent de liaison et d'étude (CIPLE), c'était alors un comité informel qui se retrouvait pour préparer les réunions du Conseil supérieur des professions paramédicales. Ce comité, en 1987, devient l'Union nationale des associations et syndicats infirmiers et infirmières françaises (UNASSIF) (*JO* du 11 novembre 1987). Cette union permet de regrouper les compétences, les expériences, les richesses de tous les secteurs d'activité. Toutes les disciplines, tous les grades et fonctions de la profession infirmière sont représentés à travers chacune des associations et syndicats, chacun gardant sa spécificité.

Cette représentation est accentuée et légitimée par la désignation de l'UNASSIF comme membre au Conseil supérieur des professions paramédicales (*JO* du 8 mars 1991) jusqu'en 2000.

On pouvait espérer que ce type d'union allait regrouper l'ensemble des associations et syndicats et présenter ainsi une plate-forme professionnelle. Mais hélas, un certain nombre d'associations ne sont pas entrées dans ce regroupement, ne leur apportant pas la représentation nécessaire pour être une force de propositions et de négociations.

En 1989-1990, on assiste à la création d'une structure syndicale, Union infirmière de France (UIF), afin de participer aux tables des négociations, et, en 1992-1993, à une tentative de regroupement des associations au sein d'un Comité infirmier français (CIF) afin d'obtenir une plus grande représentation internationale.

Paradoxalement, le mois d'octobre 1988 a vu fleurir les « coordinations d'infirmières », les « collectifs » sur le modèle d'autres professions en France. Ce mouvement dénote l'insatisfaction des infirmières et leurs difficultés à appartenir à une structure organisée, il n'est pas spécifique à la profession et s'inscrit dans l'histoire de la société française.

Deux grands mouvements infirmiers, en 1988 et 1991, ont mobilisé l'ensemble de la profession avec une plateforme de revendications, demandant l'engagement du gouvernement par une réponse au niveau national.

En 1988, le mouvement de grande ampleur témoigne d'un malaise dont les causes sont multiples :

- les salaires ;
- la reconnaissance par la société et le corps médical ;

– les conditions de carrière ;
– les conditions de travail.

Plusieurs rapports étudient la situation des infirmières :

- le rapport de Mme Michèle André, secrétaire d'État chargée des Droits de la femme, concernant la mission « Dialogue dans les hôpitaux » et la Commission nationale des infirmières (1988-1989) ;
- le rapport du Conseil économique, section du travail sur le thème « Emploi, travail et formation dans les professions paramédicales » (1989-1990) ;
- le rapport d'information du Sénat sur la situation matérielle et professionnelle des personnels soignants non médicaux des établissements publics, privés, et privés à but non lucratif, ainsi que sur la qualité de vie en milieu hospitalier et les moyens de les améliorer (1989-1990).

La réponse du gouvernement est axée sur la revalorisation des salaires avec les accords Durafour, la reconnaissance de la société s'est traduite dans de nombreux articles produits par les médias.

Une circulaire en date du 15 septembre 1989, relative au mode d'exercice de la profession d'infirmière, signée par le ministre de la Santé, Claude Évin, rappelle le rôle propre de l'infirmière, l'organisation, la continuité et la qualité des soins infirmiers, le dossier de soins infirmiers comme faisant partie du dossier du malade. Elle rappelle l'obligation des médecins quant à leur responsabilité dans la prescription des actes.

Les conditions de travail ont été peu abordées. En 1991, un deuxième mouvement infirmier a encore une fois mobilisé les infirmières sur leurs conditions de travail. La réponse du gouvernement s'est traduite dans les accords Durieux, ministre de la Santé. Ces accords traitent de l'amélioration des conditions de travail, de la compensation des contraintes (primes d'encadrement, réduction du temps de travail la nuit...) de la reconsidération de la carrière avec des filières nouvelles. Pour ce dernier point, la mise en place n'est toujours pas effective ; cependant de nouvelles fonctions infirmières peuvent être envisagées.

Cohésion du groupe infirmier pour une représentation nationale et internationale. – Il semble que la multiplicité et la spécificité des associations ne donnent pas entière satisfaction aux infirmières, qui se mobilisent de façon ponctuelle à la recherche de leur identité.

Peut-on imaginer qu'un jour la profession s'unisse autour de valeurs, de projets et de propositions de façon permanente ?

Après la longue période d'affirmation de la fonction par les professionnels, de confirmation et de réglementation de l'exercice, il faut maintenant assurer la crédibilité par l'action quotidienne et la qualité des soins infirmiers. La profession doit démontrer l'efficacité de la prestation infirmière et pour cela, construire un véritable édifice représentatif de la profession au niveau local, régional, national et international. Il est impératif maintenant que les infirmières se regroupent autour d'un projet pour la profession, qui a une utilité sociale et répond à des besoins de la société en termes de santé publique.

Une démarche collective est engagée : le GIPSI (Groupement d'intérêt professionnel en soins infirmiers) se constitue avec quinze associations infirmières dont les missions sont : la communication interne et externe, la recherche et la veille juridique. Il se veut constituer une force de propositions en matière de soins infirmiers et se mobiliser pour des causes communes : les conducteurs ambulanciers, le titre de directeur de soins puis les aides opératoires.

Le projet professionnel infirmier pourrait être le point de convergence des valeurs auxquelles les infirmières adhérent, à titre personnel ou dans le cadre de la fonction qu'elles exercent. Le principe fondamental de la profession est de situer l'homme au centre de toute action. Ce principe se retrouve dans une dimension de santé publique. La profession infirmière va déterminer ses propres valeurs en termes socio-économiques, c'est sa contribution en tant qu'acteur de santé dans la société.

Après tous les modèles anglo-saxons il serait souhaitable que les infirmières françaises déterminent leur propre conception des soins infirmiers, véritable point de repère dans leur pratique quotidienne. À partir de cette conception globale des soins, chaque spécificité soignante pourrait trouver son point d'ancrage constituant ainsi une véritable mosaïque. C'est l'image de la profession une et plurielle, riche de ses valeurs et forte de la mise en commun de ses potentiels. La conception globale des soins infirmiers devra tenir compte de l'impact environnemental en réalisant une réponse adaptée aux besoins de l'homme dans son environnement.

Enfin, un autre axe est à affirmer impérativement : c'est l'ouverture de la profession infirmière vers les autres acteurs de la santé, dans l'action quotidienne et dans la pensée interdisciplinaire.

La dimension pluriprofessionnelle va permettre aux infirmières de s'ouvrir à d'autres préoccupations socio-économiques, aussi bien dans l'organisation des systèmes de santé que dans la dimension économique du soin.

Un tel projet ne peut se concevoir qu'avec l'adhésion de l'ensemble des professionnels en soins infirmiers autour des valeurs concernant l'homme, la santé, les soins et l'environnement, constituant le véritable fondement de l'édifice professionnel.

Le regard sur la profession permet de démontrer qu'elle manque d'une représentation officielle unique et massive.

Il n'y a pas d'unité professionnelle face à la décision, laissant la place à l'incertitude.

Il est important pour la profession de s'organiser et de proposer une structure nationale. Une dynamique nouvelle reprend le projet de la création d'un ordre infirmier et cela se concrétise par un mouvement unitaire en 2004 qui regroupe le GIPSI et d'autres associations et syndicats professionnels. Ce groupe travaille à l'élaboration d'une structure d'autorégulation dont les missions ont été fixées :

1 / veille au maintien des principes d'éthique, de qualification et de compétence indispensable à l'exercice de la profession infirmière et à l'observation, par tous ses membres des devoirs professionnels et des règles édictées par le Code de déontologie ;

2 / assure la préservation, la valorisation et la promotion de la profession infirmière pour l'accomplissement de son exercice et de ses missions qui sont de répondre aux besoins de santé de la population et de dispenser des soins infirmiers de qualité. Il impose des exigences de compétences garanties par un diplôme d'État infirmier ;

3 / interlocuteur de droit des pouvoirs publics, il doit être saisi sur toute question touchant la profession infirmière et le système de santé ;

4 / élabore, rédige et actualise le Code de déontologie infirmier édicté sous forme de décret validé par le Conseil d'État. Ces dispositions se limitent aux droits et devoirs déontologiques et éthiques de la profession à l'égard du public, des autres professionnels de santé et de ses membres ;

5 / participe et émet un avis sur tout projet de règlement, relatif aux conditions d'exercice professionnel notamment en ce qui concerne les programmes de formation et le champ de compétence des professionnels. Pour ce faire, il entend, en tant que de besoin, les associations ou syndicats professionnels réglementairement constitués, les associations d'étudiants en soins infirmiers et toute personne ressource ;

6 / veille à la conformité déontologique des contrats liant les professionnels infirmiers à leurs employeurs ou tutelles, ainsi que les associés et remplaçantes dans le secteur libéral ;
7 / s'assure de la validité des agréments délivrés par les pouvoirs publics aux établissements, institutions et organismes de formation initiale et post-diplôme s'adressant aux infirmières et infirmiers ;
8 / crée toute commission de travail qu'il juge nécessaire pour favoriser l'évolution de la profession ;
9 / diffuse auprès des professionnels les règles de bonnes pratiques en soins infirmiers, et organise et participe à l'évaluation de ces pratiques ;
10 / réalise le suivi de la démographie nationale de la profession infirmière, participe à l'homogénéisation systématique des données statistiques, étudie l'évolution et les projections de la densité infirmière au regard des besoins de santé et leur régulation. Il établit et actualise un répertoire professionnel des infirmiers (RPI).

De nombreuses propositions de loi ont été rédigées par des députés et sénateurs : MM. Preel, Accoyer, Lejeune... Mme Briot, cadre infirmier et député membre de la Commission des affaires culturelles, familiales et sociales à l'Assemblée nationale a défendu avec M. Maille un projet de loi concernant l'ordre infirmier. Ce texte a été voté par les députés le 14 décembre 2006. La loi n° 2006-1668 du 21 décembre 2006 porte la création d'un ordre national infirmier. Depuis l'impulsion donnée par Léonie Chaptal en 1924, il aura donc fallu quatre-vingt-cinq ans aux infirmières françaises pour qu'une structure nationale soit créée et reconnue par les politiques et le corps médical ! Les décrets d'application sortent :
– décret n° 2007-552 du 13 avril 2007 relatif à la composition, aux modalités d'élection et au fonctionnement

des conseils de l'ordre des infirmiers et à la procédure disciplinaire applicable aux infirmiers et modifiant le Code de la santé publique.

– décret n° 2007-554 du 13 avril 2007 relatif aux modalités d'élection par voie électronique des conseils de l'ordre des infirmiers et modifiant le Code de la santé publique (dispositions réglementaires).

L'arrêté du 13 mars 2008 fixe la répartition des sièges des conseils régionaux, interrégionaux de l'ordre des infirmiers, et la répartition des membres du conseil national.

Le 15 janvier 2009, la première présidente de l'ordre des infirmiers est élue : Dominique Le Bœuf.

Le premier indique la composition, les modalités d'élection et le fonctionnement des conseils de l'ordre, le second précise que ces élections se feront uniquement de manière électronique.

Les ordres infirmiers européens se sont constitués en association (le FEPI, European Federation Nursing Regulators) afin d'harmoniser les pratiques dans le domaine de la régulation des soins infirmiers.

Chapitre III

RECONNAISSANCE DE LA DISCIPLINE DES SOINS INFIRMIERS

I. – Le savoir infirmier et la culture professionnelle

- *Développement d'outils et méthodes*
- *Approfondissement et enrichissement des soins : expertise et clinique*
- *Développement et actualisation des connaissances : les formations complémentaires*
- *La recherche infirmière*
- *La filière universitaire*

Les infirmières ont développé des outils et méthodes pour enrichir la pratique des soins infirmiers. – La brillante idée de créer la « collection des guides du service infirmier » revient à Danièle Vailland, infirmière générale à la Direction des hôpitaux en 1985. La publication du premier guide, *Le dossier de soins,* est présentée par la circulaire n° 88 du 15 mars 1985. Cette collection, éditée par les *Journaux officiels,* s'est enrichie régulièrement de nouveaux guides du service infirmier.

Tous ces guides ont pour objet d'apporter une aide dans l'organisation, la gestion, l'évaluation des soins infirmiers et leur évolution dans différents domaines (sida, alternatives à l'hospitalisation, santé mentale...). Ils interviennent donc sur la pratique qui est une activité volontaire participant à la transformation de l'environnement et à la mise en œuvre concrète de l'action.

La quotidienneté ne doit pas empêcher toute évolution des pratiques. Ces guides ont un rôle dans l'organisation du travail (le dossier de soin, la charge de travail et les soins infirmiers, les outils méthodologiques, les protocoles de soins infirmiers, l'informatique, etc.). Ils peuvent peut-être éviter l'émiettement des tâches, créer une dynamique auprès des équipes pour donner ou redonner du sens aux actions et une confiance en soi.

Ils ne sont pas figés, ils n'ont pas pour but de standardiser ni de normaliser ; ils sont à la disposition des équipes pour les guider (dans le sens du guide de terminologie des soins infirmiers[1] : « Accompagnement pour permettre de définir de nouvelles orientations ou de poursuivre sa propre évolution et d'atteindre l'objectif fixé »), les aider à formaliser, à structurer et à développer les démarches et les organisations.

Ces documents de référence approfondissent les soins infirmiers en obligeant à la structuration du savoir infirmier, en favorisant le développement des connaissances et des compétences, en permettant l'évolution de l'exercice infirmier. Quel chemin parcouru, aujourd'hui, où « diagnostic infirmier » est en titre, sur la première page du 20e guide du service infirmier : *La démarche pédagogique pour l'apprentissage et l'enseignement des diagnostics infirmiers*[2]. Cette publication a permis la reconnaissance de l'aptitude à l'infirmière de poser un diagnostic infirmier dans le décret n° 2002-194 du 11 février 2002 relatif aux actes professionnels et à l'exercice de la profession d'infirmier.

Ils favorisent l'élaboration d'un contenu, d'outils méthodologiques et permettent l'évaluation des pratiques, des soins, la construction d'un langage consensuel.

1. *Terminologie des soins infirmiers,* glossaire provisoire n° 3, Direction des hôpitaux, février 1993, p. 151.

2. Guide du service infirmier, La démarche pédagogique pour l'apprentissage et l'enseignement des diagnostics infirmiers, Direction des Journaux officiels, n° 15, 93-2 *bis.*

L'ensemble des guides de terminologie des soins infirmiers, glossaire provisoire n°s 1, 2 et 3, constitue en 1995 le premier dictionnaire des soins infirmiers, première européenne, actualisé et réédité en 2000, 2005 et 2007. La logique de construction et d'évolution repose sur un travail de recherche effectué par les professionnelles infirmières, en collaboration avec des universitaires. Outre les quelque 600 définitions du vocabulaire infirmier relatif à la pratique et à la formation, il comprend des notes encyclopédiques et historiques et des équivalents dans quatre langues étrangères. Cette publication, initialement rédigée sous l'égide du ministère des Affaires sociales, de la Santé et de la Ville, placée sous la responsabilité de l'AMIEC Recherche, anciennement AMIEC (Association des amis de l'École internationale d'enseignement infirmier supérieur) à Lyon, est en vente dans les librairies.

Le processus de professionnalisation se poursuit. Au sens classique du terme, la profession s'affirme par un ensemble de connaissances de haut niveau qu'elle développe elle-même.

Les infirmières possèdent des outils, des démarches et une organisation rigoureuse, méthodique, scientifique pour des soins de meilleure qualité.

La profession infirmière écrit et publie, donc elle s'exprime et fait connaître le contenu de son exercice. Tous ces travaux ont pu se réaliser grâce à la forte participation d'infirmières de tous secteurs d'activité et de toutes fonctions, aussi bien hospitalier, qu'extra-hospitalier et en associant médecins, directeurs d'hôpitaux, informaticiens, statisticiens... Les méthodes de travail ont été nombreuses : travaux locaux, régionaux, synthèse nationale, recensement d'outils dans les hôpitaux, expérimentation sur sites, séminaires, méthodes de consensus, etc. Et pour terminer la consultation nationale permet de valider le document final.

Cette mobilisation crée une dynamique au niveau local, régional et national. Toutes les infirmières qui ont participé à la réalisation de ces guides avec beaucoup d'efficacité et de compétence apportent ainsi leur précieuse participation à la construction de la profession infirmière.

Ces guides peuvent amener de nouveaux comportements et de nouvelles attitudes ; ils ne sont pas une fin en soi mais plutôt un moyen d'atteindre un objectif. Ce sont des guides d'apprentissage qui jouent un rôle dans l'intégration et l'évaluation des pratiques. Il y a tout un domaine qui n'est pas traductible, comme l'intuition, le relationnel, la complexité des situations, l'imprévu. Ces guides méthodologiques ne peuvent se substituer à la capacité d'adaptabilité et à l'esprit d'analyse qu'ont les infirmières ayant acquis une compétence les amenant à une expertise.

Les infirmières participent à l'émergence de nouvelles fonctions. – L'évolution du système de santé, l'engagement de la profession infirmière et la volonté des infirmières d'accompagner ce changement vont certainement amener une transformation de la fonction infirmière.

De nombreuses causes sont à l'origine de l'évolution du système de santé : les demandes de soins plus exigeantes, l'émergence de nouveaux groupes sociaux à risque, les modes de prise en charge avec les alternatives à l'hospitalisation, le contexte de maîtrise des dépenses, toutes ces raisons vont entraîner les infirmières à développer de nouvelles compétences.

L'évolution de l'offre de soins avec l'apparition des technologies de pointe à l'hôpital, la démographie des professions de santé, le développement de l'évaluation de la qualité de soins, de la recherche, de l'éthique dans le domaine de la santé vont contribuer également au développement de pratiques nouvelles.

Les progrès de la médecine étendent les responsabilités de l'infirmière, ce métier devient complexe et il n'est pas rare que l'hospitalisation d'un malade soit justifiée par la nécessité de soins infirmiers de haute technicité et d'accompagnement.

Les infirmières elles-mêmes désirent contribuer au développement des soins de santé conformément à la politique de l'amélioration de la qualité de vie, et répondre par des soins de qualité à une demande croissante de la population. Elles veulent aussi trouver l'opportunité dans leur exercice professionnel de protéger leur propre santé et de prévenir les mécanismes d'usure.

Ces motifs ont été également recensés au niveau international par :

- la déclaration de Munich, signée par de nombreux pays dont la France, en 2000, propose des mesures pour améliorer le statut des infirmières et des sages-femmes, et utiliser pleinement le potentiel qu'elles représentent ;
- les activités du PCN (Comité permanent des infirmières) visant à promouvoir le développement de la profession infirmières au sein de l'union européenne ;
- les prises de position du CII (Conseil international des infirmières) tendant à faire connaître les points de vue des infirmières sur les sujets professionnels d'actualité, sur la qualité de vie, de sécurité des soins, l'environnement et les droits de l'homme, en partenariat avec les ONG professionnelles (médecins, pharmaciens...).

L'adaptation du métier de soigner répond à une impérieuse nécessité d'efficacité face aux demandes de soins du patient dans un contexte de santé qui évolue.

La pratique infirmière de ce fait se transforme et l'on constate l'émergence de dimensions particulières dans la pratique, avec la naissance de nouvelles fonctions : conseil, expertise et clinique. Ces fonctions ont été mises en place par les infirmières parce qu'elles répondent à un besoin d'encadrement des pratiques et d'amélioration de la qualité des soins.

Quelques exemples :

Des infirmières conseils en hygiène hospitalière participent à la surveillance des infections nosocomiales et à la gestion des risques. Elles participent à l'élaboration de protocoles pour la prévention des risques, elles contribuent à la diminution, voire à la suppression des risques infectieux à l'hôpital et elles ont une fonction de conseil auprès des directions des soins, des services économiques, de la pharmacie, des services techniques, auprès de l'ingénieur biomédical et de différentes instances de l'hôpital... Comité de lutte contre les infections nosocomiales (CLIN). Elles ont des connaissances approfondies souvent validées par un diplôme universitaire, en matière d'hygiène, de pathologies infectieuses et en épidémiologie.

D'autres fonctions d'infirmière conseil se développent dans les hôpitaux, dans différents secteurs d'activité (le système d'information, l'informatique, la communication, l'ergonomie, l'évaluation, l'organisation, la formation et la recherche en soins infirmiers, etc.).

Ces fonctions sont souvent attribuées à un personnel d'encadrement qui travaille sous la responsabilité du directeur de soins. Ce cadre participe à la politique des soins infirmiers constituant un relais auprès des équipes de soins.

Toutes ces fonctions nouvelles se situent au niveau de l'institution de soins, elles participent à une dynamique transversale dans un contexte d'équipe.

Un autre type de fonction se développe auprès des malades ou des groupes de malades dans les unités de soins : c'est la fonction expertise clinique.

Cette fonction se situe dans le domaine des soins infirmiers développant l'action diagnostique et de surveillance, améliorant la prise en charge efficace des malades qui se trouvent dans des situations difficiles. Ces infirmières sont formées à la relation d'aide, aux soins éducatifs et de prévention, elles mettent en œuvre les protocoles thérapeutiques et de surveillance. Cette dimension de soins justifie l'acquisition de connaissances pointues dans le domaine des soins infirmiers et le développement des compétences en matière de relation d'aide, de prise en charge psychologique du patient et de son entourage.

Cette fonction se situe également au niveau du conseil pour l'équipe soignante.

Dans les pays anglo-saxons, ces fonctions sont assurées par des infirmières cliniciennes.

Patricia Benner, dans son livre *De novice à expert, excellence en soins infirmiers*[1], définit les cinq niveaux de compétence de l'infirmière :

– La « novice », n'ayant pas d'expérience de situations réelles, dépend des règles apprises au cours de sa formation pour accomplir les tâches. C'est l'étudiante en soins infirmiers.

– La « débutante » fait face à des situations réelles, elle essaye de remarquer les facteurs significatifs, mais elle a besoin d'aide pour l'organisation des soins. C'est la nouvelle infirmière diplômée.

– La « compétente » travaille depuis au moins trois ans dans un service, elle maîtrise la situation, elle sait s'organiser, perçoit les variations de comportement des malades, elle est capable de faire face aux imprévus avec efficacité.

– La « performante » perçoit la situation de façon globale, elle reconnaît des exemples de situation. Elle améliore son raisonnement diagnostique et son processus de décision. Elle est capable de prendre des décisions face aux événements.

– Et, finalement, l'infirmière « experte », qui a un important bagage de connaissances et d'expérience par la formation et l'intégration de la théorie à la pratique lui permettant de comprendre de manière intuitive chaque situation en abordant directement le problème.

En France, le domaine de la clinique se développe pour les soins infirmiers, les infirmières s'engagent dans cette voie ; la traduction en est dans la presse professionnelle, dans la création d'associations, dans le contenu des sessions de formation permanente et dans la recherche.

Les infirmières cliniciennes sont des soignantes ayant suivi une formation en soins infirmiers complémentaire qui leur permet d'accéder à un haut niveau de compétence clinique dans un domaine spécifique.

1. P. Benner, *De novice à expert, excellence en soins infirmiers*, Paris, InterÉditions, mars 1995, p. 23-35.

Toutes les infirmières pensent être « expertes » en soins infirmiers. Selon Benner, il est possible de dire qu'elles sont « compétentes », « performantes » mais toutes les infirmières ne sont pas « expertes » ; elles le seront avec des formations complémentaires et de l'expérience professionnelle qui leur permettront d'acquérir un haut niveau de connaissances en soins infirmiers.

L'action de l'infirmière « experte » est complémentaire de l'infirmière diplômée qui répond à une demande relevant du rôle propre et sur prescriptions médicales. L'activité et la formation initiale ne permettent pas à cette dernière d'élargir et d'approfondir son champ d'activité, ni de développer des outils ou de s'engager dans la recherche. La multiplicité des actes médicaux, de surveillance, la durée de séjour de plus en plus courte, concourent à une pratique d'exécution des prescriptions médicales, limitant la réflexion sur les soins infirmiers et leur évolution.

À ce jour il existe quelques fonctions dans différents secteurs qui peuvent expliquer l'évolution du métier infirmière, en tant qu'expert dans la dimension clinique.

Les stomathérapeutes ont une compétence particulière dans la prise en charge des malades porteurs de stomies, d'ulcères, d'escarres et de fistules. Outre les soins directs, elles agissent comme conseillers avec un rôle d'éducateurs et de formateurs, et participent à des travaux de recherche.

Les infirmières expertes en cancérologie assurent les soins infirmiers spécifiques, exercent une fonction d'éducation et de conseil auprès des patients, des familles et des équipes de soins. Elles identifient les problèmes (douleur) et/ou participent à des recherches.

Les infirmières expertes en gériatrie ont acquis la capacité d'exploiter le potentiel de la personne âgée. Elles ont des connaissances en gériatrie, particulièrement sur le vieillissement, les multipathologies et la psychiatrie. Elles participent à l'élaboration de protocoles de soins spécifiques (incontinence, prévention d'escarres, soins palliatifs...). Elles contribuent au suivi et à la réadaptation de la personne âgée entre l'hôpital et le domicile. Elles ont un rôle d'éducation et de conseil auprès des familles.

Le rapport Berland propose des transferts de compétences médicales à destination des infirmières en donnant naissance à un nouveau métier. Ce métier alliera valeurs et compétences infirmières avec une extension dans le domaine médical (diagnostic médical et prescriptions) assurant ainsi une approche globale du patient dans ses expériences de santé (expérimentation en cours, arrêté du 13 décembre 2004 relatif à la coopération entre professionnels de santé). Des publications de ces expériences sont en cours actuellement.

Dans le monde de la santé plus qu'ailleurs se justifie l'impérieuse nécessité du développement et de l'actualisation des connaissances. – Les fonctions nouvelles et les différents niveaux de responsabilité obligent les infirmières à se maintenir à un haut niveau de compétence. Cette exigence est contenue dans le décret n° 2004-802 du 29 juillet 2004, article R. 4312-10 : « Pour garantir la qualité des soins qu'il dispense et la sécurité du patient, l'infirmière ou l'infirmier a le devoir d'actualiser et de perfectionner ses connaissances professionnelles... »

Cette règle s'applique à tous, tout au long de la carrière. L'acquisition et l'actualisation des connaissances vont permettre d'assurer un meilleur niveau de la pratique infirmière.

Les formations complémentaires, par la voie de la formation continue, vont largement contribuer à un très bon niveau de performance des infirmières. Dans la société française aujourd'hui, les usagers, les médecins et autres acteurs de soins reconnaissent ce haut niveau de compétence des professionnels en soins infirmiers.

L'accès à la formation continue s'inscrit dans le décret du 5 avril 1990 relatif à la formation professionnelle continue des agents de la fonction publique hospitalière.

Toutes les infirmières en activité peuvent bénéficier de ce dispositif en exercice salarié dans une structure publique.

La formation professionnelle continue a pour but de parfaire les qualifications professionnelles. Elle permet l'adaptation à l'emploi et à l'évolution des techniques et des conditions de travail. Elle favorise la promotion sociale et permet la contribution à l'évolution culturelle, économique et sociale. Elle vise l'acquisition des connaissances, développe les aptitudes et compétences.

Le diplôme « cadre de santé » est obligatoire pour tous les emplois d'encadrement et d'enseignement.

Cette fonction d'encadrement des personnels et des soins contribue au haut niveau de qualité de soins en fédérant les énergies et les compétences autour d'un projet d'équipe. Cette formation spécifique à l'encadrement permet également une dynamique interdisciplinaire dans le service de soins hospitalier autour du projet de service. La collaboration étroite de l'équipe médicale et de l'équipe soignante garantit la prise en charge du malade et de sa famille.

Des formations complémentaires permettent aussi à toute personne de bénéficier d'une formation personnelle pour son propre épanouissement, son mieux-être, dans le cadre du congé individuel de formation (CIF).

Les choix financiers et stratégiques se déterminent avec l'employeur.

Il est un domaine où la formation continue est impérative, c'est la recherche infirmière. – En observant l'évolution de l'enseignement infirmier supérieur, on retrouve les prémices de la recherche infirmière.

C'est dans le cadre du Conseil de l'Europe que l'on peut lire un premier rapport sur la recherche en 1960. Le projet de l'OMS était d'instaurer la formation universitaire pour les infirmières en Europe. Les premières formations universitaires internationales en soins infirmiers voient le jour en 1964 à Édimbourg, en 1965 à Lyon, à Lublin en

Pologne en 1972 pour les infirmières des pays de l'Est. En France, à Lyon, l'École internationale d'enseignement infirmier supérieur ouvre ses portes en 1965, permettant aux infirmières d'accéder à l'enseignement supérieur, ce qu'elles souhaitaient depuis longtemps, avec la délivrance d'un diplôme universitaire d'enseignement infirmier supérieur, mais hélas ferme en 1994.

Les écoles de cadres, depuis leur ouverture progressive à partir de 1951 ont développé des méthodes pédagogiques, pour l'enseignement et la gestion des soins infirmiers. Jusqu'en 1970 les étudiantes effectuaient un mémoire de fin d'études, des monographies, constituant ainsi les premiers travaux de recherches infirmières. À partir des années 1980, les soins infirmiers sont enseignés avec plus de rigueur et de questionnement, c'est seulement à partir de 1985 que la démarche à la recherche a été enseignée.

Depuis 1990, certaines écoles ont signé des conventions avec l'Université, intégrant la formation dans une licence, avec introduction d'unités de valeurs concernant la démarche à la recherche et formation à l'élaboration de protocoles de recherche.

Parallèlement à ce mouvement, des associations professionnelles travaillent sur ce thème.

L'ANFIIDE, à Utrecht les 20-22 septembre 1978, participe à la Ire Conférence européenne des infirmières chercheurs. Marie-Louise Badouaille représente la France, 22 infirmières originaires de 14 pays d'Europe, plus un représentant d'Israël et des États-Unis, étudient l'opportunité de mettre en place un mode de collaboration ou de coopération entre les pays d'Europe, en vue de favoriser le développement de la recherche infirmière.

Tous les deux ans, le groupe européen des infirmières chercheurs se réunit dans différents pays : en 2003 à Lisbonne.

À ce jour, des structures internationales poursuivent la promotion de la recherche en soins infirmiers : le réseau de recherche du CII, Conseil international des infirmières, et le WENR (Workgroup of European Nurse Researchers) au niveau de l'union européenne.

Depuis les années 1980 quelques associations professionnelles ont pour objectif, le développement de la recherche. En particulier, l'Association pour la recherche en soins infirmiers (ARSI) organise tous les ans un congrès qui recense et expose des recherches infirmières. Cette association édite une revue : *Recherche en soins infirmiers.* Ses formateurs infirmiers universitaires assurent une initiation à la méthodologie de recherche. En 1985, l'ARSI, au vu du résultat d'un questionnaire, démontre que les premières recherches infirmières portent essentiellement sur l'organisation du travail infirmier, la charge de travail des soignants, la dépendance et/ou l'autonomie des personnes soignées.

Depuis 1990, dans les diverses publications, le champ et les méthodes de la recherche se précisent, les infirmières s'interrogent sur leur pratique. La méthodologie manque de rigueur mais il y a une volonté des infirmières à développer ce domaine de la recherche pour une meilleure qualité de soin et une meilleure connaissance des malades.

En 1991, la loi hospitalière n° 91-748 portant réforme hospitalière introduit dans le Code de la santé, art. 6146-9, la notion de recherche en soins infirmiers. C'est en effet un des points où la commission des soins infirmiers doit être consultée en engageant ainsi les infirmières dans la voie de la recherche.

Les ministres de la Santé de la Communauté économique européenne réunis à Nicosie en 1992 ont proposé de créer un groupe de recherche au niveau des pays. Le Conseil de l'Europe a été chargé de mettre en place ce groupe de recherche. Il étudie la situation de la recherche infirmière dans les différents pays européens. Il doit proposer des orientations d'éducation et formation des infirmières et élaborer des recommandations pour développer la recherche dans les pays européens et enfin promouvoir la coordination internationale. La France désigne un expert : René Magnon. Le rapport final est présenté en juin 1995.

En 1995, le langage scientifique est intégré et assimilé par les infirmières ; cela témoigne d'une véritable dynamique de changement pour les soins. Les infirmières aspirent aujourd'hui à ce changement, souhaitant développer, structurer et organiser leur savoir. Elles veulent expliquer leur pratique aux autres acteurs de santé, en observant, comparant, mesurant, et en proposant des recherches.

Le ministère de la Santé a organisé en février 1995 un premier recensement de la recherche clinique en France réalisé par les professions de santé non médicales au sein des établissements de santé publics et privés participant au service public hospitalier. Sur 3 774 questionnaires envoyés dans les hôpitaux, 604 réponses furent reçues, représentant entre autres la participation de 256 infirmières. De nombreux thèmes de recherche sont annoncés sur le soin, comme les escarres, la douleur, la prévention, les infections... et d'autres thèmes tels que l'évaluation, l'éducation. Deux catégories de population, les enfants et les personnes âgées font l'objet de ces recherches.

Ce premier recensement permet de faire en 1995 un état de la situation sur la recherche dans les professions de santé non médicales. Il constitue une base de données avec les thèmes et le niveau de construction de ces recherches. Sur ce dernier point, on constate encore une insuffisance de la méthodologie de recherche mais un dynamisme et une volonté des professionnels à développer ces travaux.

Une profession doit être capable de décliner son savoir, de le dire aux autres, de le dépasser. Elle sera reconnue quand les autres acteurs le reconnaîtront.

La recherche infirmière restera-t-elle limitée aux soins infirmiers et à la profession infirmière ? Ou va-t-elle s'ouvrir aux soins dans une interdisciplinarité ? Les infirmières doivent trouver une autonomie dans l'interdépendance. De toutes les façons, le champ de la recherche devra s'ouvrir à la santé en abordant les thèmes de la démographie, les comportements en matière de consommation, la dimension collective de la santé, la clinique, les risques iatrogènes, l'éthique...

Encore un long chemin à parcourir.

La recherche infirmière pourra certainement trouver une expansion avec le développement des formations universitaires.

La filière universitaire. – Les formations universitaires sont basées sur la pensée construite, l'utilisation des méthodes et le développement des concepts ; ces deux aspects sont nécessaires pour la construction d'une profession, donc pour ses acteurs.

Depuis très longtemps les infirmières débattent de l'opportunité pour la profession de voir leur enseignement relever, soit de l'Éducation nationale, soit de l'Université, soit de la Santé.

Les instituts de formation en soins infirmiers doivent-ils être intégrés à l'Université ou faire partie des grandes écoles professionnelles (ingénieurs, écoles de commerce...) ?

De nombreuses infirmières souhaitent conserver la maîtrise des formations. À ce jour ce sont des infirmières qui en sont directrices. Si ces formations changeaient de tutelle, verrait-on le statut des enseignants changer ? Ces monitrices d'hier, devenues infirmières enseignantes aujourd'hui, deviendront-elles professeurs en soins infirmiers ?

Plusieurs études démontrent que de plus en plus d'infirmières sont titulaires de diplômes universitaires. Il est possible de trouver à ce jour de nombreuses infirmières ayant des diplômes d'études approfondies (DEA) et doctorats dans différents domaines autres que les soins infirmiers puisque la filière n'existe pas en France.

Un arrêté du 29 septembre 1993 signé conjointement par le ministre de l'Enseignement supérieur et de la Recherche et le ministre délégué à la Santé donne accès de plein droit aux infirmières diplômées d'État, entre autres, à certains diplômes nationaux de licence.

Une circulaire du 19 décembre 1994 du ministère de l'Enseignement supérieur et de la Recherche propose une réorganisation des filières technologiques d'enseignement supérieur. La filière des instituts universitaires professionnels (IUP) à caractère scientifique et technique associe progressivement les DEUG, licence et maîtrise dans le cadre d'un cursus de trois ans. D'après la déclaration commune des ministres européens de l'Éducation signée le 19 juin 1999 à Bologne, tous les pays signataires, dont la France, doivent mettre en place avant 2010 le système LMD-Licence-Master-Doctorat (trois, cinq et huit années) et raisonner en termes d'acquisition de ECTS (crédits de formation transférables). Les directives sectorielles instaurent une libre circulation des infirmières généralistes au sein de l'Union européenne au terme d'un programme de formation : 4 600 heures théoriques ou cliniques, ou trois ans. Des éléments sont avancés pour harmoniser une première année sur les bancs de la faculté de médecine assurant la formation des professionnels de santé !

Les infirmières porteurs d'un art et d'un savoir infirmiers, peuvent-elles légitimement se reconnaître dans une culture professionnelle ?

Se considérer comme une discipline c'est produire des savoirs et les expliciter. La science des soins infirmiers regroupe des connaissances (corpus de connaissances) produites par les méthodologies de recherche adaptées et qui éclairent les phénomènes d'une perspective spécifique à la discipline des soins infirmiers.

Le niveau du développement de la culture infirmière témoigne de la synergie au sein du groupe professionnel ; il ne peut y avoir culture professionnelle qu'à partir de l'élaboration et de la transmission d'un savoir.

La culture professionnelle infirmière est constituée d'ensemble de données, notamment : les connaissances, les règles, les techniques, les pratiques, les valeurs, la déontologie, les codes et la terminologie.

La culture comme modèle de comportement trouve son fondement dans les valeurs auxquelles les infirmières adhèrent, valeurs humanistes et prise en charge holistique dans le domaine des soins infirmiers. L'homme dans toutes ses dimensions et dans son environnement sera sujet de soins et non objet. Alors il y a bien transmission de modèles culturels pour les infirmières, transmission des comportements à travers l'histoire de la profession.

Enfin, la culture infirmière comme structure et filiation se concrétise parfaitement au travers de l'organisation professionnelle, la prestation des soins, l'enseignement, l'encadrement et la direction. Elle est bien un ensemble de faits appartenant au même groupe réuni autour d'une même pratique, pour la même finalité de soins infirmiers de qualité en réponse aux attentes des usagers.

Le corps infirmier tire sa légitimité de ses prestations, de ses connaissances, de sa capacité à gérer et innover dans le domaine des soins infirmiers et de l'organisation du travail. Il est acteur de soins parmi les décideurs et occupe une place de plus en plus valorisée dans la société.

II. – La place des infirmières parmi les décideurs

- *Représentation officielle*
- *Niveau national ; structures ministérielles, comités consultatifs*
- *Niveau régional : services extérieurs du ministère, comités consultatifs*
- *Niveau local : direction du service de soins infirmiers*

La représentation officielle se fait par la voie des organisations syndicales et associatives, pour les infirmières comme pour tous les travailleurs.

La représentation professionnelle passe par celle des partenaires sociaux que sont les syndicats. Les associations infirmières multiples sont diversement associées aux décisions qui concernent la profession.

Le Conseil de perfectionnement des écoles d'infirmières (CPEI) a été créé en 1922.

Plus récemment, le ministre de la Solidarité, de la Santé et de la Famille organise régulièrement une consultation professionnelle en réunissant le Conseil supérieur des professions paramédicales créé par le décret n° 73-901 du 14 septembre 1973 et actualisé par le décret n° 2004-802 du 29 juillet 2004, titre 8 du livre III de la partie IV du Code de santé publique. Le Conseil donne son avis sur les questions intégrant l'exercice des professions paramédicales réglementées, sur les questions concernant l'enseignement organisé en vue de l'obtention du diplôme, et sur toutes autres questions relatives à une ou plusieurs de ces professions.

Aujourd'hui, un Haut Conseil des professions paramédicales est créé. En effet, le décret n° 2007-974 du 15 mai 2007 relatif au Haut Conseil des professions paramédicales est paru au *JO* du 16 mai 2007 (NOR : SANH0721631D). « Art. D. 4381-1. Auprès du ministre chargé de la Santé, le Haut Conseil des professions paramédicales a pour missions : 1° de promouvoir une réflexion interprofessionnelle sur : *a)* Les conditions d'exercice des professions paramédicales, l'évolution de leurs métiers, la coopération entre les professionnels de santé et la répartition de leurs compétences ; *b)* La formation et les diplômes ; *c)* La place des professions paramédicales dans le système de santé » (...) Espérons que ce dernier sera plus efficace que le Conseil supérieur des professions paramédicales tant décrié par la profession.

La compétence infirmière est aujourd'hui requise parmi les décideurs du dispositif sanitaire, aux niveaux national, régional et local. – Compte tenu de l'évolution professionnelle, il est actuellement possible de repérer la place des infirmières parmi les décideurs, dans les instances nationales et régionales relevant de l'action sanitaire et dans les établissements de soins.

Par la construction d'une discipline de soins infirmiers, l'infirmière devient partenaire de santé. Le processus de professionnalisation et la reconnaissance de la discipline se constatent aussi bien à travers le cadre juridique que par la place d'acteurs qu'occupent des professionnels de soins infirmiers dans le dispositif sanitaire français.

Place des infirmières dans les services du ministère de la Santé. – La présence d'infirmières en qualité de conseiller technique auprès du ministre de la Santé date de 1974, à l'initiative de Mme Simone Veil qui fait appel à une infirmière enseignante. Depuis cette date et jusqu'en avril 1993, tous les cabinets des ministres de la Santé comptent parmi les conseillers techniques un conseiller en soins infirmiers. À partir d'avril 1993, et pour une durée d'un an, une infirmière a été chargée de mission par le ministre de la Santé, auprès du directeur général de la Santé, avec pour tâche de coordonner un groupe de réflexion sur l'évolution de la profession. Depuis un certain nombre d'années dans les directions du ministère, des infirmières sont appelées à titre personnel en qualité de conseiller technique.

Dans certaines instances nationales, des infirmières sont appelées à titre personnel, pour leur compétence. Il s'agit d'une désignation réglementée.

Par ordre chronologique, la première instance est le *Comité consultatif national d'éthique* pour les sciences de la vie et de la santé créé par le décret n° 83-132 du 23 février 1983. Sa mission est de donner son avis sur les problèmes moraux qui sont soulevés par la recherche dans les domaines de la biologie, de la médecine et de la santé, que ces problèmes concernent l'homme, des groupes sociaux ou la société tout entière. Parmi les personnes qualifiées, le ministre de la Santé a désigné une infirmière jusqu'à ce jour.

Un autre *Comité* a été créé par arrêté du 3 août 1992 (*JO* du 18 août 1992) relatif à l'organisation de la *lutte contre les infections nosocomiales*. Il est chargé de proposer la définition du programme national de lutte contre les infections nosocomiales, de promouvoir avec le réseau national de santé publique un système national de surveillance de ces infections... Il comprend parmi les personnalités qualifiées nommées par le directeur général de la Santé et le directeur des hôpitaux, une infirmière pour ses compétences dans les domaines de la santé publique, de l'hygiène hospitalière... Les membres du comité technique national des infections nosocomiales sont nommés pour quatre ans.

Sur les plans national et régional, l'organisation sanitaire se décide au plus près des usagers, des professionnels et des élus. Les infirmières sont présentes dans ces instances qui ont pour mission de donner un avis dans le cadre des SROS (Schéma régional d'organisation sanitaire) troisième génération.

Les missions de la Haute Autorité de Santé, son organisation et son fonctionnement sont précisés par le décret n° 2004-1139 du 26 octobre 2004. Elle travaille étroitement avec les agences sanitaires :

- l'Agence française de sécurité sanitaire des aliments (AFSSA) ;
- l'Agence française de sécurité sanitaire des produits de santé (AFSSPS) ;
- l'Établissement français des greffes (EFG) ;
- l'Établissement français du sang (EFS) ;
- l'Institut de radioprotection et de sûreté nucléaire (IRSN) ;
- l'Institut national de prévention et d'éducation pour la santé (INPES) ;
- l'Institut national de veille sanitaire (INVS).

Les principales missions sont :

1 / évaluer et hiérarchiser le service attendu ou rendu des actes professionnels, des prestations et produits de santé tels que les dispositifs médicaux et les médicaments ;

2 / contribuer, par son expertise médicale et de santé publique, au bien-fondé et à la pertinence des décisions dans le domaine du remboursement, notamment sur les conditions particulières de prise en charge des soins pour les affections de longue durée ;

3 / établir et mettre en œuvre la certification des établissements de santé ;

4 / établir et mettre en œuvre l'évaluation des pratiques professionnelles et l'accréditation des professionnels et des équipes médicales ;

5 / veiller à la diffusion des référentiels de bonne pratique et de bon usage des soins auprès des médecins et des paramédicaux et à l'information des professionnels et du public dans ces domaines.

Les missions en détail :

- l'évaluation périodique du service attendu ou rendu des produits, actes et prestations de santé ;
- l'évaluation du bien-fondé et des conditions de remboursement des produits, actes et prestations de santé ;
- la certification des établissements de santé ;
- l'évaluation des pratiques professionnelles ;
- l'information des professionnels de santé et du public sur le bon usage des soins et les bonnes pratiques ;
- autres missions.

Les services extérieurs du ministère que sont les directions régionales des affaires sanitaires et sociales comprennent parmi leur personnel un certain nombre de conseillers techniques. Deux postes de conseillères pédagogiques ont été créés auprès des directeurs régionaux des affaires sanitaires et sociales. Depuis 1986, le directeur des hôpitaux a élargi la mise en place de conseillers techniques régionaux en soins infirmiers auprès des directeurs régionaux.

Leur fonction s'inscrit dans trois domaines : le conseil, l'expertise en soins infirmiers et l'animation des équipes.

Les domaines d'intervention concernent les soins infirmiers, les personnels, la profession et la santé publique. Elles assurent un rôle d'animation du service infirmier au niveau régional et constituent un point d'ancrage des synergies professionnelles pour une meilleure prestation infirmière. Les réunions régionales organisées par les CTRSI regroupent les infirmières de tous secteurs d'activité intra- et extra-hospitaliers.

La fonction de CTRSI contribue au renforcement des liens entre l'administration centrale et les services extérieurs du ministère. Elle favorise la diffusion de l'information et permet les échanges entre les infirmières et les autres acteurs de santé[1].

La compétence des infirmières est reconnue par leur participation dans les instances nationales et régionales ; elle l'est également par le législateur dans la loi portant réforme hospitalière n° 91-748 du 31 juillet 1991.

C'est à travers la reconnaissance juridique de la discipline des soins infirmiers que la fonction infirmière trouve sa place par l'article L. 6146-9 du Code de la santé publique. « Il est créé, dans chaque établissement, un service de soins infirmiers dont la direction est confiée à l'infirmière générale membre de l'équipe de direction. »

Cette fonction d'infirmière générale créée par le décret statutaire n° 75-245 du 11 avril 1975 (*JO* du 15 avril 1995) a été décrite par la circulaire du 31 juillet 1975.

Il s'agissait alors d'une fonction de gestion des personnels et des actions des personnels soignants. Le rôle était situé auprès du directeur : « Devra tendre essentiellement à donner au service infirmier de cet établissement la possibilité d'exercer sa fonction dans de meilleures conditions psychologiques et d'obtenir ainsi la plus grande efficacité possible. »

1. *Objectif soins,* Paris, Lamarre, février 1994, n° 20, p. 53.

Une progression de la position de l'infirmière générale dans l'établissement se concrétise avec le décret statutaire n° 89-758 du 18 octobre 1989 (*JO* du 19 octobre 1989) : dans l'article 2, l'infirmière générale est responsable du service infirmier et participe à ce titre à l'équipe de direction. Les fonctions de l'infirmière générale sont reprises et développées dans la circulaire d'application n° 401 du 2 octobre 1990.

La loi hospitalière qui crée le service de soins infirmiers et la direction met en exergue la discipline des soins infirmiers et une direction obligeant à une modification statutaire du grade d'infirmière générale par le décret 94-902 du 18 octobre 1994 (*JO* du 20 octobre 1994) qui modifie le décret précédent. Les modifications sont importantes ; toujours dans l'article 2 qui précise la direction du service de soins infirmiers : « ... à ce titre ils sont membres de l'équipe de direction et président la commission du service de soins infirmiers... » Avec ce changement, il ne s'agit plus seulement de la coordination des actions et des personnels mais véritablement d'une direction d'équipe dans une dynamique de projet en cohérence avec les projets de l'établissement.

Dans la continuité et de façon logique, un nouveau décret statutaire, décret n° 2002-550 du 19 avril 2002, confère à cette fonction un pouvoir hiérarchique et le titre de directeur des soins de la fonction publique hospitalière. « Le corps de directeur des soins est constitué, selon la formation d'origine, des cadres issus de la filière infirmière (...) de la filière de rééducation, de la filière médico-technique ».

ART. 4 : « Le directeur des soins, coordonnateur général des soins..., exerce des fonctions de coordination générale des activités de soins... et dispose de l'autorité hiérarchique sur l'ensemble des cadres de santé. » Ce dernier point de l'autorité hiérarchique est très important.

ART. 5 : « Le directeur des soins, directeur d'institut de formation... » On remarque la fusion de ces deux fonctions dans un même décret statutaire.

ART. 7 : « La fonction de conseiller technique au niveau régional... La fonction de conseiller technique au niveau national... » Par cet article, il est enfin reconnu ces fonctions de conseiller. Cette ouverture de la Direction des soins infirmiers, par le statut du corps des directeurs de soins, augure des transformations dans l'organisation des soins et des personnels.

On peut noter ici que 5 syndicats de praticiens hospitaliers ont demandé l'annulation de ce décret au cours de l'automne 2002. Le Conseil d'État a rejeté ces requêtes au printemps 2004, le décret est donc entériné.

Cette dynamique a amené les professionnelles depuis longtemps à demander aux législateurs un concours national pour accéder au grade de directeur des soins. Le premier concours se déroule en 1995 ; auparavant, il était organisé au niveau régional.

Une formation d'adaptation à l'emploi est obligatoire, d'une durée de douze mois, elle se déroule à l'École nationale de santé publique à Rennes, lieu de formation des directeurs, médecins de santé publique et fonctionnaires des services extérieurs du ministère.

Un décret n° 2005-1656 du 26 décembre 2005 relatif aux conseils de pôles d'activité et à la commission des soins infirmiers, de rééducation et médico-techniques des établissements publics de santé et modifiant le Code de la santé publique (dispositions réglementaires) apporte une ouverture aux paramédicaux.

Cette commission est consultée sur l'organisation générale des soins infirmiers, de rééducation et médico-techniques et l'accompagnement des malades, sur la recherche et l'évaluation des soins, sur la politique de formation, sur la politique d'amélioration continue de la qualité et de la sécurité des soins, le projet d'établissement et l'organisation interne des établissements.

Les infirmières, tous grades confondus, et les aides-soignantes constituent le service de soins. La direction est confiée au coordonnateur général des soins, président de la commission des soins. Un membre de cette commission, élu par ses pairs, siège avec voix délibérative au Conseil d'administration de l'établissement, devenant ainsi administrateur de l'hôpital. Un autre membre, élu au sein de la commission, siège avec voix consultative à la Commission médicale d'établissement.

La volonté du législateur amène les infirmières à prendre part aux décisions et à se situer dans l'organisation hospitalière. C'est une façon de reconnaître la discipline des soins infirmiers au même titre que la discipline médicale.

Au niveau du Conseil d'administration le médecin est présent ès qualités, l'infirmière également ; ils représentent pour l'un la Commission médicale d'établissement (CME) et pour l'autre la Commission des soins infirmiers, de rééducation et médico-techniques. Le service de soins infirmiers est érigé en direction, ce qui confère au groupe infirmier une obligation de résultats.

Un autre point fort dans cette nouvelle organisation est la présence réciproque d'un membre élu au sein de chaque commission. Cette réciprocité dénote la volonté de transparence de ces deux instances avec l'échange des informations et des projets médicaux, infirmiers, de rééducation et médico-techniques.

Ne sont retenues ici que les nouveautés dans les modes de représentation du personnel. Ce nouveau dispositif incite à la transparence et à la communication : encore faut-il que tous les acteurs y participent et soient convaincus du bien-fondé de l'indispensable cohésion au sein des équipes et cohérence au sein de l'établissement avec tous les acteurs hospitaliers.

Un temps d'adaptation sera nécessaire pour une modification des comportements dans le sens d'une meilleure gestion des soins et des personnels pour une réponse adaptée aux besoins des usagers. On peut espérer ainsi une cohésion et une cohérence au sein des équipes de soins dans l'action de soigner et dans la direction des soins au niveau institutionnel.

Les établissements de santé sont en pleine restructuration. L'ordonnance n° 2005-406 du 2 mai 2005 simplifiant le régime juridique des établissements de santé apporte des modifications en termes de nouvelle gouvernance et de politique de contractualisation interne : création des pôles d'activité clinique et médico-technique, mise en place des conseils de pôle, politique de contractualisation avec les pôles. Le décret du 26 décembre 2005 fixe les attributions et la composition des conseils de pôles d'activité clinique et médico-techniques. Il renvoie au règlement intérieur des établissements la définition des règles d'organisation et de fonctionnement des conseils.

Un projet de loi « Hôpital, Patients, Santé et Territoires » est en discussion à l'Assemblée nationale et au Sénat depuis le 22 octobre 2008. Il propose une modernisation des établissements de santé avec une refonte de la gouvernance, une organisation territoriale du système de santé avec les agences régionales de santé, et des actions de prévention et de santé publique. De nombreux articles seront amendés suite à de multiples mouvements professionnels.

CONCLUSION

L'action de soigner ne peut se concevoir que sur un mode de fonctionnement en équipe et sur la base de la complémentarité. L'infirmière fait partie intégrante de l'équipe de soins, dont chaque membre apporte ses connaissances et ses compétences dans une interdisciplinarité.

De nombreux professionnels (kinésithérapeute, diététicienne, assistante sociale, ergothérapeute, pédicure...) interviennent avec leur spécificité, assurant ainsi près du malade une complémentarité interdisciplinaire. Les infirmières coordonnent l'ensemble des activités effectuées par les différents acteurs, elles regroupent l'information. Par sa permanence au contact du malade, on peut considérer que l'infirmière est un pivot au centre des actions de soins.

Pour bien se vivre, l'interdisciplinarité implique des conditions de fonctionnement telles que : connaissance des fonctions, respect des compétences, acceptation des zones d'autonomie...

Une cohésion indispensable entre les professionnels permet au malade de se situer dans le schéma thérapeutique qui lui est proposé. La parcellisation des actions n'est pas compatible avec une évaluation globale des prestations de soins.

Dans une dynamique de cohésion du groupe des soignants, les trois dimensions, complémentarité, collaboration, indisciplinarité justifient une logique de projet de soins auquel est invité à participer, autant que possible, le malade, sa famille et ses proches.

Tout projet de soins qu'il soit individuel ou pour un groupe d'individus est élaboré par l'équipe soignante dans une logique de complémentarité et de partage. Les infirmières sont partenaires de santé parmi les multiples acteurs de soins. La fonction infirmière est permanente et fondamentale dans l'équipe soignante.

La qualité des services rendus dépend de l'action d'une multitude d'acteurs, et aucune profession ne peut se l'approprier.

La profession infirmière a su s'adapter à l'évolution de la société tout au long de son histoire, en recherchant sans cesse les meilleures réponses à la demande de soins. L'infirmière assure aujourd'hui la responsabilité de l'ensemble des soins infirmiers requis pour la promotion de la santé, la prévention et le traitement de la maladie. Elle est éducatrice de santé, elle apporte l'aide dont tout individu ou tout groupe a besoin pour maintenir ou recouvrer son autonomie, et contribue à soulager sa souffrance et à l'aider à vivre ses derniers instants.

Du métier d'infirmière à l'exercice professionnel des soins infirmiers, les infirmières ont œuvré pour démontrer le sens des soins infirmiers.

La responsabilité professionnelle aujourd'hui et demain est de répondre aux attentes de la société par des soins infirmiers de qualité. La pratique des infirmières devra prendre en compte certains facteurs et s'inscrire dans un contexte environnemental sanitaire et social : avec les caractéristiques démographiques et épidémiologiques actuelles et prévisibles de la population, l'évolution culturelle et celle du système de soins.

La profession infirmière peut maintenant rechercher son unité et se donner les moyens d'affirmer son professionnalisme, au-delà du quotidien, dans une représentation nationale massive et unique.

Les auteurs ont ici développé une démonstration résolument optimiste des situations de soins. L'inventaire des potentialités à travers les textes réglementaires peut paraître loin de la réalité de terrain. La pratique quotidienne est difficile mais riche de satisfactions infimes, de résultats encourageants, de gratifications que seule l'infirmière peut lire dans le regard du patient.

Les infirmières ont une place dans le système de santé, comme acteur sanitaire, social, et politique : elles renforceront encore leur contribution à l'amélioration de « la santé pour tous » au XXIe siècle.

TABLE DES MATIÈRES

Imprimé en France
par MD Impressions
73, avenue Ronsard, 41100 Vendôme
Novembre 2009 — N° 55 578

MD Impressions est titulaire du label Imprim'Vert®